W0254753

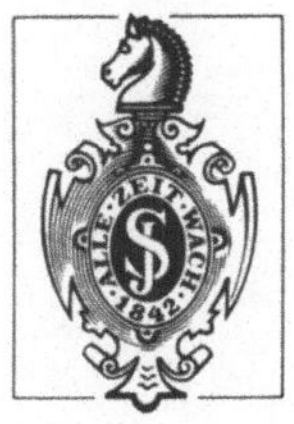
ALLE · ZEIT · WACH
1842

Waldemar Ch. Hecker

Operative Korrekturen des intersexuellen und des fehlgebildeten weiblichen Genitales

Mit einem kinderendokrinologischen Beitrag
von Dieter Knorr

Mit 27 Abbildungen
in 82 Teilabbildungen

Springer-Verlag Berlin Heidelberg GmbH

Prof. Dr. WALDEMAR CH. HECKER
Prof. Dr. DIETER KNORR
Kinderchirurgische Klinik im
Dr. von Haunerschen Kinderspital
der Universität München
Lindwurmstraße 4
8000 München 2

CIP-Kurztitelaufnahme der Deutschen Bibliothek
Hecker, Waldemar Ch.:
Operative Korrekturen des intersexuellen und des fehlgebildeten weiblichen Genitales
Waldemar Ch. Hecker. Mit e. kinderendokrinolog. Beitrag von Dieter Knorr
Berlin; Heidelberg; New York; Tokyo: Springer 1985.
Engl. Ausg. u.d.T.: Hecker, Waldemar Ch.:
Surgical correction of intersexual genitalia
and female genital malformation

ISBN 978-3-662-09088-6 ISBN 978-3-662-09087-9 (eBook)
DOI 10.1007/978-3-662-09087-9

Ursprünglich erschienen bei Springer-Verlag Berlin Heidelberg New York 1985
Softcover reprint of the hardcover 1st edition 1985

Reproduktion der Abbildungen: G. Dreher, Württemb. Graphische Kunstanstalt GmbH, Stuttgart

2123/3130-54321

Vorwort

Das glückliche Zusammentreffen zweier auf dem komplizierten Gebiet menschlicher Fehlbildungen interessierter Ärzte, eines Kinderendokrinologen und eines Kinderchirurgen, und eine langjährige engste Zusammenarbeit erlaubten es, einen hohen Standard bei der Behandlung von Kindern mit einem intersexuellen oder fehlgebildeten weiblichen Genitale zu schaffen, was in dem vorliegenden Buch seinen Niederschlag findet.

Die Darstellung komplizierter operativer Techniken ist ohne subtile und übersichtliche zeichnerische Darstellung nicht möglich. Die in den Staaten zufällig gemachte Bekanntschaft mit der akademisch ausgebildeten Zeichnerin Frau Siri Mills M.A. erwies sich als ein Glücksfall ganz besonderer Art. Das hervorragende anatomische Wissen, die exzellente Auffassungsgabe, operative Vorgänge zeichnerisch zu erfassen und künstlerisch auszuarbeiten und ihre Bereitschaft, jedwede Detailwünsche des Operateurs zu berücksichtigen, fanden ihren fruchtbaren Niederschlag in den Abbildungen dieses Buchs.

Dem Springer-Verlag, und hier besonders Herrn Professor Dr. Dietrich Götze, von dem die Anregung zur Publikation dieses Werks ausging, sei gedankt für das bereitwillige Eingehen auf all unsere Wünsche, insbesondere für die Bereitschaft, Frau Mills als Zeichnerin zu gewinnen.

München, Mai 1985 WALDEMAR HECKER

Inhaltsverzeichnis

Teil 2: Chirurgische Maßnahmen zur Korrektur des intersexuellen und des fehlgebildeten weiblichen Genitales

AGS	kongenitales androgenitales Syndrom
CAH	"congenital adrenal hyperplasia"
HCG	humanes Choriongonadotropin
HMG	humanes menopausales Gonadotropin
RIA	Radioimmunoassay

Einführung

Von zweigeschlechtlichen Menschen geht schon seit jeher eine gewisse Faszination aus, die bereits die Künstler des Altertums inspirierte, wie zahlreiche Statuen und Zeichnungen von hermaphroditen Wesen aus dem frühen griechischen Kulturkreis zeigen.

Einem Altmeister der deutschen Kinderchirurgen, Fritz Rehbein aus Bremen, verdanken wir durch seine Studien zur Androgynie die nachfolgende Legende:

Hermaphroditos, der göttliche Zwitter, ist, wie der Name sagt, der Sohn des Hermes und der Aphrodite. Aphrodite hatte das Kind den Nymphen des Idagebirges bei Troja anvertraut. Mit 15 Jahren verließ er das heimatliche Gebirge und durchschweifte Kleinasien. So kam er nach Karien zu der Quelle der Nymphe Salmakis. Sie kämmte ihr langes Haar und betrachtete sich im Wasserspiegel. Als sie den Knaben erblickte, verliebte sie sich in ihn, vermochte aber nicht, seine Gegenliebe zu wecken. Er wies die Nymphe zunächst zurück, stieg dann aber doch zu ihr in die Quelle. Salmakis umarmte den Widerstrebenden. Die Götter erfüllten ihren Wunsch, ihr Körper verschmolz mit dem seinen. Er hieß nun nicht nur Hermaphroditos, sondern er wurde auch ein Hermaphroditos, ein weiblicher Knabe.

Rehbein stellt die Überlegung an, daß Hermaphroditos wahrscheinlich nur die mythologische Ausdrucksform einer Göttlichkeit ist, die hinsichtlich des Geschlechts noch nicht differenziert war und auch als Relikt aus der Frühstufe maternaler Religion angesehen werden kann, die der großen Göttin männliche Attribute bzw. ein maskulines Komplement in Gestalt eines Heros zuordnet.

Rehbein meint auch, daß androgyne Gottheiten in ganz früher Zeit die Urform des personalen Gottesgedankens waren und als solche im Mythos fortlebten. Erst in späteren Hochkulturen setzte sich dann die männliche Form der Gottheit durch. Rehbein schließt seine Untersuchungen mit der

Erinnerung, daß wir Menschen alle in der frühesten Phase unseres Embryonallebens doppelgeschlechtlich waren und daß später jeder Mensch Reste der Anlage des anderen Geschlechts in sich trägt. Wir haben nach Rehbein alle, mythologisch ausgedrückt, für wenige Wochen in einem Zustand des Aufgehobenseins der Gegensätze – männlich und weiblich als Gegensätze gedacht – in einem präkosmischen Zustand geruht, ähnlich dem Verschmolzensein des Welteltenpaars eines japanischen Weltentstehungsmythos, und das Werden eines Kosmos, eines Mikrokosmos, rekapituliert. Sicher hat es die archaischen Menschen ganz besonders beeindruckt und in ihrer Phantasie beflügelt, wenn sie ein menschliches Wesen antrafen, bei dem die geschlechtliche Differenzierung ausgeblieben oder abnorm verlaufen war; vielleicht haben sie darin die Erscheinung einer schöpferischen Gottheit in ihrer ursprünglichen Gestalt gesehen.

Ob die zweigeschlechtlichen Menschenkinder damals glücklich waren, wissen wir nicht. Es ist uns aber bekannt, daß sie heute unglücklich sind. Wir beschäftigen Psychologen, um ihnen zu helfen. Voraussetzung aber dafür, daß der Hermaphrodit ein seelisches Gleichgewicht erlangt, ist unserer Auffassung nach die Angleichung seines äußeren Aspekts an das Normale, also die operative Korrektur des intersexuellen Genitales sowie die exakte Einstellung und eventuelle Substitution des oft fehlgesteuerten Endokriniums.

Teil 1
Pädiatrisch-endokrinologische Diagnostik bei Fehlbildung des weiblichen und bei intersexuellem Genitale

Allgemeine Regeln

Dieses Kapitel soll dem Kinderchirurgen in seinen Entscheidungen helfen. Die Mitarbeit eines Endokrinologen und eines Humangenetikers kann es im Einzelfall nicht ersetzen.

Die Diagnostik aller Genitalfehlbildung ist besonders verantwortungsvoll, da von den gewonnenen Ergebnissen die Entscheidung über Glück oder Unglück im späteren Sexualleben meist irreversibel abhängt. Genitalkorrekturen und definitive Geschlechtszuordnung sollen nach Möglichkeit so früh erfolgen, daß das Kind seine genitale Abnormität oder seine Intersexualität noch nicht bewußt miterlebt. Das vor Jahrzehnten geübte Vorgehen, abzuwarten, wie sich das Kind in der Pubertät somatisch und psychosexuell entwickeln wird, ist heute strikt abzulehnen, da bereits das Kleinkind die Möglichkeit haben muß, sich mit seinem somatischen Geschlecht zu identifizieren. Änderungen des bürgerlichen Geschlechts nach dem 3. Lebensjahr sind für das Kind und für die Familie ein katastrophales Ereignis.

Vor Beginn operativer Genitalkorrekturen müssen alle endokrinologischen und genetischen Untersuchungen voll abgeschlossen sein, auch wenn diese Untersuchungen mehr Zeit beanspruchen als die Operation selbst. Die Ungeduld der Eltern und des Kinderchirurgen ist verständlich, aber übereilte operative Schritte können später nicht mehr zurückgenommen werden. Dabei fordern wir heute für ganz entscheidende Untersuchungen, wie z.B. die Karyographie bei gemischter Gonadendysgenesie, welche über die bilaterale Gonadektomie entscheidet, das Vorliegen von 2 unabhängigen Untersuchungsergbnissen, da ein Irrtum nie mit absoluter Sicherheit ausgeschlossen werden kann.

Moderne endokrinologische Untersuchungen zusammen mit Stimulationstests erlauben es heute, die hormonelle Entwicklung intersexueller Kinder in der Pubertät sehr genau vorauszusagen. Der Erfahrene kann bei guter Kenntnis der einzelnen Krankheitsbilder damit die spätere Sexualentwicklung gut voraussehen und dem Kinderchirurgen den Weg für die im Einzelfall „richtige" Korrektur weisen. Dabei gilt es gelegentlich Situationen, in welchen das zu wählende bürgerliche Geschlecht nicht mit dem gonadalen oder chromosomalen Geschlecht übereinstimmt. Bei solchen Entscheidungen müssen die Eltern in jedem Fall über sexualmedizinische Einzelheiten voll aufgeklärt werden. Sie müssen selbst vorbehaltlos hinter der Entscheidung stehen um sicherzustellen, daß das Kind ohne Irrwege seine zugedachte Geschlechtsrolle findet.

Nicht alle Abnormitäten des Genitales lassen sich operativ so korrigieren, daß sie später nicht mehr erkennbar sind. Viele Eltern versuchen, die Tatsache einer Genitalanomalie ihrem Kind so lange wie möglich zu verheimlichen, um ihm diesen Kummer möglichst lange zu ersparen. Solches Verhalten der Eltern ist verständlich, aber falsch. Selbst junge Kleinkinder erahnen sehr früh jede genitale Störung. Einmal mit seinen genitalen Problemen von den Eltern vertröstet oder abgewiesen, bleibt das offene Vertrauensverhältnis des Kindes zu den Eltern auf dieser Ebene gestört. Es wird nicht wieder fragen und seinen Kummer allein tragen. Diese Aufklärungspflicht gegenüber dem Kind in jungen Jahren gilt besonders bei sicherer Infertilität. Das junge Kind verarbeitet diese Information langsam, ruhig und ziemlich gelassen. Es wächst so in seine unabweisbare Rolle hinein. Ist man gezwungen, die schon lange bekannte Tatsache der Infertilität jungen Patienten in der Pubertät oder erst später in der Adoleszenz zu eröffnen, so ist der schwere psychische Schock mit Vertrauenskrise gegenüber Eltern und Arzt unvermeidbar.

Nie werde ich ein 14jähriges Mädchen mit Ullrich-Turner-Syndrom vergessen, das bei dieser Aufklärung wütend seine Eltern anbrüllte: „Ich habe es längst gewußt, aber Ihr seid hundsgemein. Das hättet Ihr mir längst selber sagen können".

Endokrinologie der antenatalen Geschlechtsdifferenzierung

Männliche Differenzierung

Die primitiven Gonaden in den ersten Wochen nach der Befruchtung unterscheiden sich nur durch ihren Karyotyp 46 XX oder 46 XY, jedoch noch nicht histologisch. Bereits um die 7. Embryonalwoche beginnt die männliche primitive Gonade, sich unter dem Einfluß eines „HY-Antigen" genannten Faktors in Richtung Hoden zu differenzieren.

Wenig später, um die 8. Embryonalwoche, setzt bereits die Testosteronsekretion des embryonalen Hodens ein.

Zu dieser Zeit bestehen nebeneinander die Müller-Gänge und die Wolff-Urnierengänge.

Unter dem Einfluß der embryonalen Testosteronproduktion differenziert sich beim Knaben das Wolff-Gangsystem weiter zu Nebenhoden, Ductus deferens, Vesiculae seminales und zum ventralen Anteil der Prostata. Die Testosteronwirkung an den Erfolgsorganen findet nur statt, wenn das Testosteron durch ein Rezeptorglobulin der Zellen dieser Erfolgsorgane spezifisch gebunden wurde. Im weiteren Verlauf der Entwicklung bildet der embryonale und fetale Hoden zusätzlich ein Glykoprotein, welches die Rückbildung des Müller-Gangsystem bedingt. Dieses Glykoprotein wird als „Müllerian duct inhibiting factor" oder als Oviduktrepressor bezeichnet.

Die embryonale Harnröhrenrinne schließt sich um die 12. Embryonalwoche unter dem Einfluß des embryonalen Testosterons zur männlichen Harnröhre. Voraussetzung für den regulären Schluß der Harnröhrenrinne und für die normale fetale Ausbildung des männlichen Penis ist die Metabilisierung des endogen gebildeten Testosterons zu 5α-Dihydrotestosteron durch ein Enzym der 5α-Reduktase in diesen Erfolgsorganen.

Weibliche Differenzierung

Während die männliche Geschlechtsdifferenzierung eine Reihe aktiver hormoneller Vorgänge voraussetzt, verläuft die weibliche Geschlechtsdifferenzierung passiv, wenn die spezifisch männlichen hormonellen Schritte nicht stattfinden, unabhängig vom chromosomalen Geschlecht. Lediglich die spätere Differenzierung der Ovarien hat die Existenz von wenigstens 2 X-Chromosomen zur Voraussetzung.

Tritt keine Stimulation der Wolff-Gänge durch Testosteron ein, bilden sich die Wolff-Gänge langsam zurück. Kommt es nicht zur Repression der Müller-Gänge durch den testikulären Oviduktrepressor, so entwickeln sich die Müller-Gänge weiter und bilden Tuben und Uterus. Ob die kraniale Vagina den Müller-Gängen entstammt, ist strittig. Wie Jost gezeigt hat, erfolgt die Differenzierung des inneren und äußeren Genitales in weiblicher Richtung auch dann, wenn Gonaden vollkommen fehlen.

Unsicher ist, wieweit beim Menschen eine hormonelle psychosexuelle Prägung stattfindet. Bei Nagetieren ist dieser Vorgang eindeutig erwiesen.

Spezielle endokrinologische Diagnostik und Therapie

Virilisierung des äußeren weiblichen Genitales

Dokumentation. Der Grad der Virilisierung des weiblichen äußeren Genitales wird international nach dem Schema von Prader vorgenommen (Abb. 1).

Kongenitales adrenogenitales Syndrom (AGS) mit Defekt der 21-Hydroxylase

Das AGS, in der englischen Literatur „congenital adrenal hyperplasia" (CAH), ist die häufigste Ursache der Virilisierung des äußeren Genitales. Es handelt sich um ein autosomal-rezessives Erbleiden. Häufigkeit etwa 1:7000–1:12000.

Beweisende Untersuchung. Radioimmunologische Bestimmung des 17α-Hydroxyprogesterons im Plasma.

Normalwerte: jenseits der Neugeborenenperiode: 50–300 ngl/dl
17OH-Progesteron bei AGS: 3000–70000 ng/dl

In der Perinatalperiode, insbesondere bei Frühgeburten, werden unspezifisch hohe Werte gefunden. Das Ergebnis der 17OH-Progesteron-Bestim-

→

Abb. 1. Formen des intersexuellen Genitales durch antenatale Androgeneinwirkung. (Nach Prader 1954). Linke Säule *rein männlicher und rein weiblicher Typus,* rechte Säule *Zwischenstufen nach Prader; Typ I, annähernd normale weibliche Form, Typ V, annähernd maskuline Form*

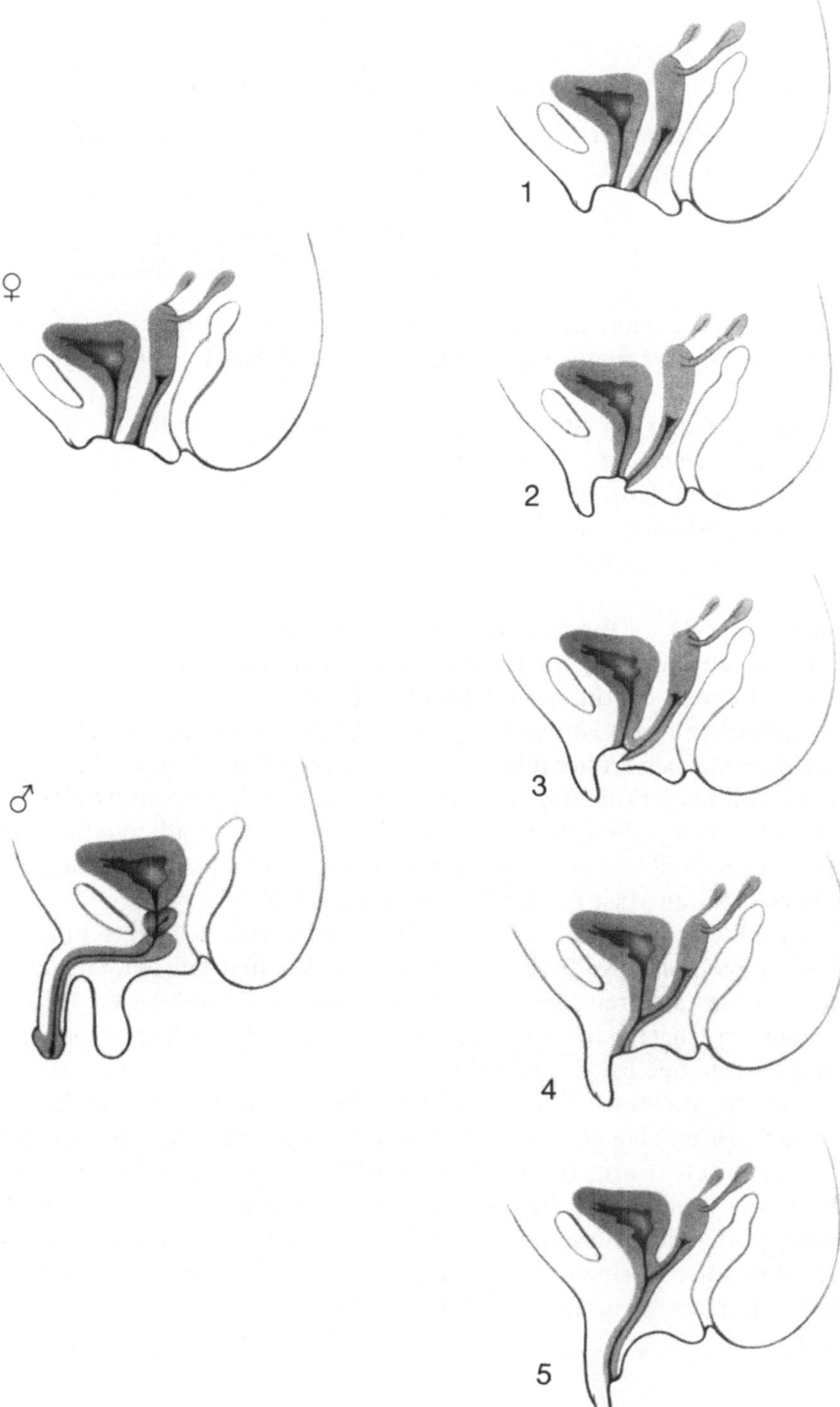
♀
♂
1
2
3
4
5

mung muß in jedem Fall nach der 5. Lebenswoche noch einmal überprüft werden.

Ebenfalls spezifische Ergebnise liefert nach der Neonatalperiode die Bestimmung von Pregnantriol und Pregnantriolon im Harn.

Normalwerte:	Pregnantriolon wird normalerweise nicht gefunden		
	Pregnantriol	Säugling	bis 300 μg/Tag
		Kleinkind	50– 500 μg/Tag
		Schulkind	100–1000 μg/Tag
		Erwachsener	400–4000 μg/Tag

Bei unbehandeltem 21-Hydroxylase-Defekt ist Pregnantriolon stets nachweisbar. Die Pregnantriolausscheidung ist auf 5000–100000 μg/Tag erhöht.

Die Bestimmung der Steroidmetaboliten im Harn erlaubt auch andere, sehr seltene Formen des AGS, wie den 11-Hydroxylase-Defekt oder den 3β-Hydroxysteroiddehydrogenase-Defekt, zu erkennen. Der klassische 21-Hydroxylase-Defekt ist biochemisch so typisch, daß man hierbei ausnahmsweise bei intersexuellem Genitale auf eine Karyographie verzichten kann.

Der Hydroxylase-Mangel tritt in 3 unterschiedlichen klinischen Erscheinungsbildern auf, welche genetische Einheiten darstellen, d.h. in der gleichen Familie findet man fast immer die gleichen Formen.

Die schwerste Form ist das kongenitale Salzverlustsyndrom. Die betroffenen Kinder starben früher alle im frühesten Säuglingsalter an ihrer Hyponatriämie und Hyperkaliämie. Patienten mit diesem Syndrom bedürfen immer der lebenslänglichen Substitution mit Glukokortikoid und Mineralokortikoid. Die Mädchen zeigen bereits bei der Geburt immer ein intersexuelles äußeres Genitale, fast immer Prader Grad III–V.

Eine leichtere Variante des 21-Hydroxylase-Defekts ist das unkomplizierte adrenogenitale Syndrom. Die Mädchen können bei der Geburt eine Virilisierung des äußeren Genitales Prader Grad I–III aufweisen. Teilweise werden sie jedoch erst im Kleinkindalter durch Klitorishypertrophie und vorzeitig auftretende Pubes entdeckt.

Eine dritte, leichteste Form des 21-Hydroxylase-Defekts wurde erst in den letzten Jahren als genetische Einheit herausgestellt und als "Cryptic"- oder "Late onset"-Form beschrieben. Mädchen mit diesem Defekt werden entweder nur zufällig biochemisch bei Familienuntersuchungen entdeckt ("cryptic") oder sie virilisieren erst im Pubertätsalter ("late onset").

Mädchen aller Formen des adrenogenitalen Syndroms besitzen ein rein weibliches inneres Genitale, d.h. Uterusadnexe und Ovarien sind immer angelegt.

Bei Vorliegen eines AGS soll das Mädchen in seinem gonadalen Geschlecht erzogen werden. Eine Ausnahme macht die antenatale Virilisierung Prader Grad V mit Ausbildung einer großen penisförmigen Klitoris. Da hier das nichtverhornende Plattenepithel der Vulva vollkommen fehlt und ein gutes „männliches Membrum" vorliegt, ist u.U. die Entscheidung zum männlichen bürgerlichen Geschlecht besser, insbesondere wenn das Kind schon einige Jahre in männlicher Rolle gelebt hat. Dann muß man sich allerdings auch zur Ovarektomie entschließen. Da es sich bei diesen Formen immer um Salzverlustsyndrome handelt, wird auch im weiblichen bürgerlichen Geschlecht nur selten Fertilität erreicht.

Medikamentöse Therapie

Alle Formen eines kongenitalen adrenogenitalen Syndroms beruhen auf einem Defekt der Kortisolbiosynthese. Vor jeder Operation steht die differenzierte Substitution mit Glukokortikoiden und u.U. mit Mineralokortikoiden. Diese Therapie muß lebenslänglich durchgeführt werden, um weitere Virilisierung zu verhüten. Unter dem Streß einer Operation muß die Dosis kurzfristig gesteigert werden. Die Kortikoidbehandlung bei der Operation wegen der notwendigen Nüchternheit ersatzlos abzusetzen, ist ein echter Kunstfehler!

Andere Ursachen antenataler Virilisierung bei Mädchen sind, verglichen mit dem AGS, selten. Zu denken ist an die Einnahme androgen wirkender Pharmaka durch die Mutter (Anabolika, 19-Nortestosterone) sowie an androgenbildende Nebennieren- oder Ovarialtumoren der Mutter. Die Virilisierung der Mutter kann hierbei relativ geringfügig sein.

Postnatale Virilisierung bei Mädchen kann zwar zu massiver Klitorishypertrophie führen, jedoch nie zu einem Sinus urogenitalis communis.

Intersexuelles Genitale bei mangelhafter Androgenisierung des Knaben

Defekte der Testosteronbiosynthese

Bereits Formen der Hypospadia penis (Grad 2) lassen häufig im HCG-Test einen insuffizienten Anstieg des Plasmatestosterons erkennen, was auf mögliche subnormale Testosteronspiegel während der Embryonalzeit als Ursache der Störung hinweist (Abb. 2 und 3).

Bei der Hypospadia scrotalis und perinealis zeigen 36% der Fälle einen subnormalen Testosteronanstieg im HCG-Test.

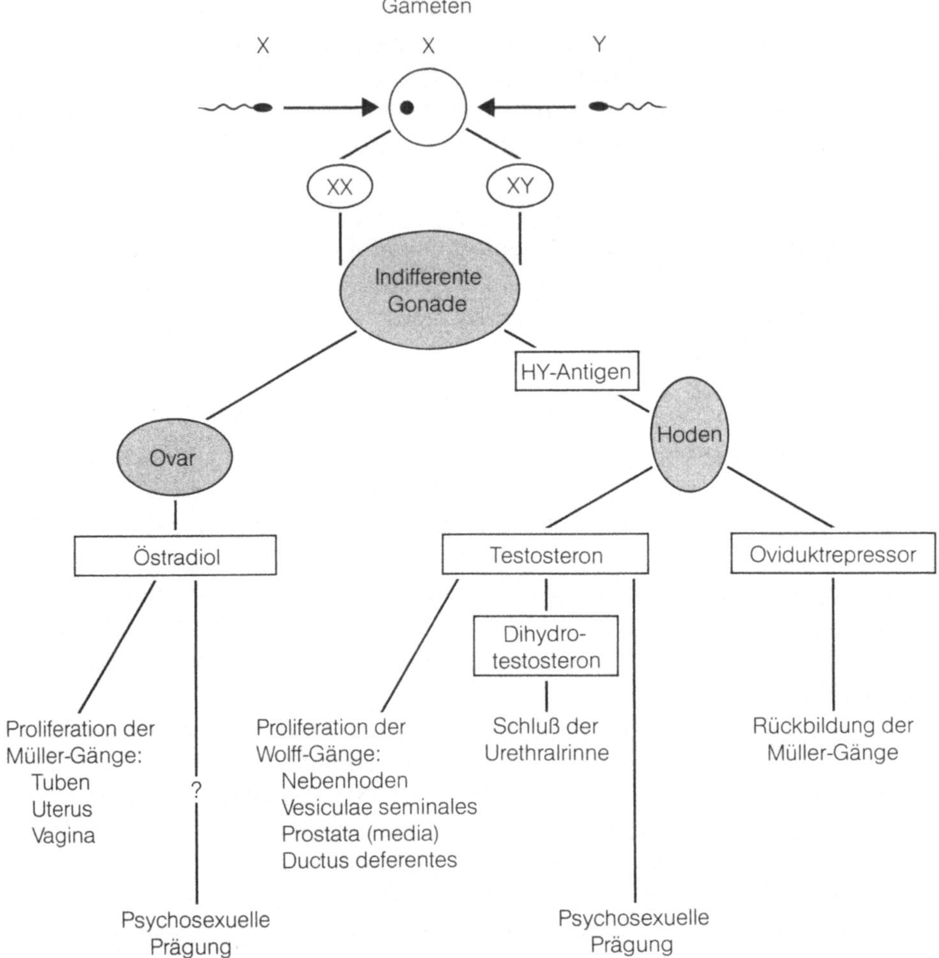

Abb. 2. Endokrinologische Grundzüge der antenatalen Geschlechtsdifferenzierung

Alle Formen der gestörten Testosteronbiosynthese durch autosomal rezessiven Enzymdefekt (3β-Hydroxysteroid-Dehydrogenase-Defekt, 17-Hydroxylase-Defekt, 17/20-Desmolase-Defekt, 17-Hydroxysteroid-Dehydrogenase-Defekt, 5α-Reduktase-Defekt) bieten klinisch das Bild des Pseudohermaphroditismus masculinus, d.h. normalen männlichen Karyotyp und intersexuelles oder rein weibliches Genitale.

Die Wahl des bürgerlichen Geschlechts muß sich nach der Gonadenfunktion, den anatomischen Voraussetzungen und nach dem voraussichtlichen

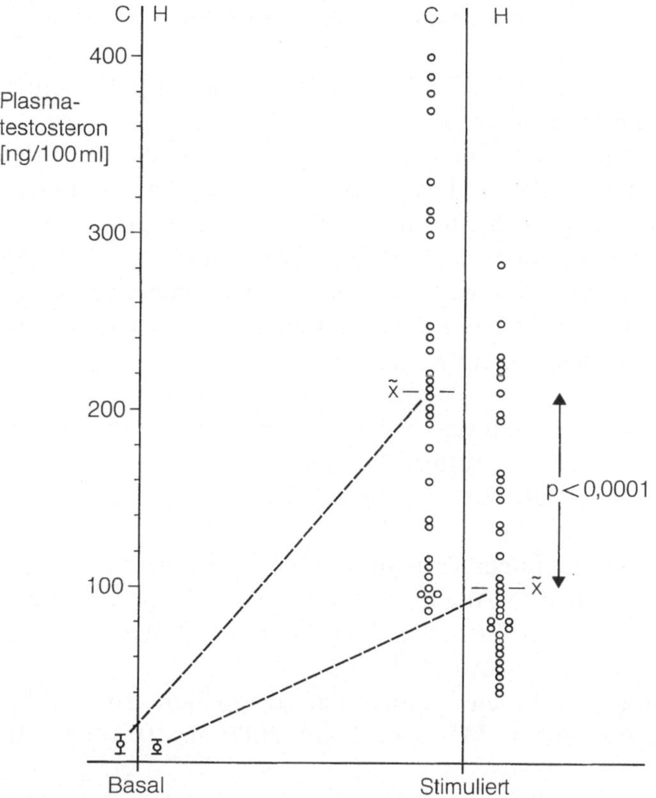

Abb. 3. Anstieg des Plasmatestosteronspiegels im Verlauf von 3 Tagen nach einmaliger Gabe von 5000 E humanem Choriongonadotropin (HCG) bei einem „Normalkollektiv" (Knaben mit Maldescensus testis) (C) *und bei Knaben mit Hypospadie Grad 2–4* (H)

Verlauf richten. Während sich die Enzymdefekte bis zum Testosteron später nicht bessern, setzt beim 5α-Reduktase-Defekt in der Pubertät eine volle Virilisierung ein!

Eine weitere Besonderheit ist die ausgeprägte Brustentwicklung beim 17-Hydroxysteroid-Oxydoreduktase-Defekt in der Pubertät. Fast alle Patienten mit diesem Defekt werden in weiblicher bürgerlicher Geschlechtsrolle erzogen.

Bei allen Formen gestörter Androgenisierung, mit Ausnahme der Hypospadie Grad 1–2 mit eindeutig nachweisbaren Hoden, muß vor einer Operation das Karyogramm vorliegen.

Androgener Rezeptordefekt

Eine Sonderform der mangelhaften Androgenisierung des Knaben stellt die testikuläre Feminisierung dar.

Bei der kompletten Form der testikulären Feminisierung zeigen die befallenen Knaben ein scheinbar weibliches Genitale. Man findet jedoch nur eine rudimentäre, grübchenförmige 1–2 cm tiefe Vagina. Ein Uterus fehlt. Häufig bestehen ein- oder doppelseitige Leistenbrüche, in denen Hoden bei der Operation gefunden werden. Die Sexualbehaarung fehlt weitgehend ("hairless women"). Es besteht eine primäre Amenorrhö. Inkomplette Formen mit intersexuellen Genitale kommen vor.

Diagnosesicherung. Nachweis weiterer primär amenorrhoischer, scheinbar weiblicher Individuen in mütterlicher Linie.

Männliche Plasmatestosteronspiegel (50–300 ng/dl) im 2. und 3. Lebensmonat ohne Stimulation.

Nachweis extrem hoher Testosteronsiegel bei diesen scheinbar weiblichen Individuen mit primärer Amenorrhö jenseits des Pubertätsalters.

Nachweis fehlender Testosteronbindung von Zellen testosteronabhängiger Organe (z.B. Genitalhaut).

Diese jungen „Frauen“ haben den doppelten bis 3fachen Testosteronspiegel erwachsener Männer (1000–2000 ng/dl) ohne zu virilisieren (Abb. 4).

Die Vermutungsdiagnose läßt sich meist aus dem klinischen Bild XY-„Mädchen“ mit Leistenhernien, in den Hoden liegend, sowie blind endigender Vagina stellen. Im HCG-Test findet man auch vor dem Pubertätsalter stimulierte Testosteronwerte wie beim Knaben. Diese Patienten entwickeln trotz fehlender Ovarien vollkommen weibliche Brüste.

Ursache. Die Testosteronerfolgsorgane sprechen nicht auf Testosteron an, da ihnen das spezifische Testosteronrezeptorglobulin fehlt. Es handelt sich wahrscheinlich um ein X-chromosomal rezessives Erbleiden. Obwohl ein männlicher Karyotyp 46 XY vorliegt und obwohl Hoden gefunden werden, müssen diese Patienten unbedingt in ihrem weiblichen bürgerlichen Geschlecht belassen werden. Wegen der hohen Gonadoblastomrate um 30% bis zum Alter von 30 Jahren wird nach dem Pubertätsalter die prophylaktische Gonadektomie empfohlen. Eine totale Vaginalplastik, wenn keine Vaginalanlage besteht, soll erst vorgesehen werden, wenn Kohabitationswunsch besteht, da sonst die Schrumpfungstendenz zu stark ist.

Nach der Gonadektomie ist eine kontinuierliche Östrogensubstitution, z.B. Äthinylöstradiol 0,02 mg/Tag oral, erforderlich.

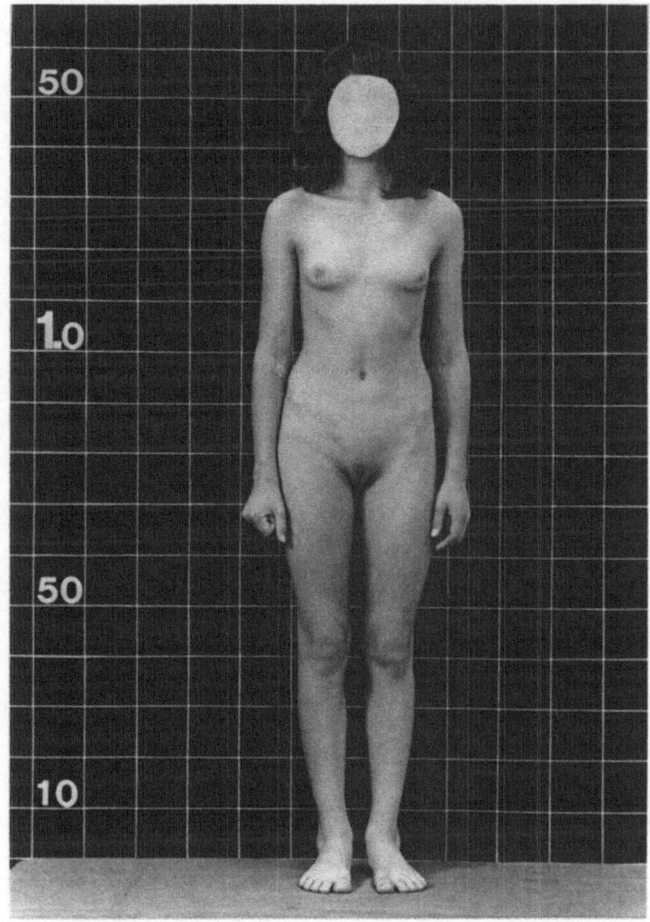

Abb. 4. „Mädchen" im Alter von 15 Jahren mit testikulärer Feminisierung ohne Behandlung; Karyotyp 46 XY. Operation von Leistenhernien im Kleinkindalter. Plasmatestosteron 1200 ng/dl. Eine „Tante" hat die gleiche Störung

Persistenz der Müller-Gänge

Die Müller-Gänge verfallen beim Knaben in der Embryonalphase unter dem Einfluß eines „Müllerian duct inhibiting factor" = Oviduktrepressors, welcher neben Testosteron vom Hoden gebildet wird, der vollständigen Rückbildung.

Bei Defekt dieses Oviduktrepressors, eines Proteins, entwickelt sich auch beim Knaben das Müller-Gangsystem zu Tuben und Uterus. Da bei Anwe-

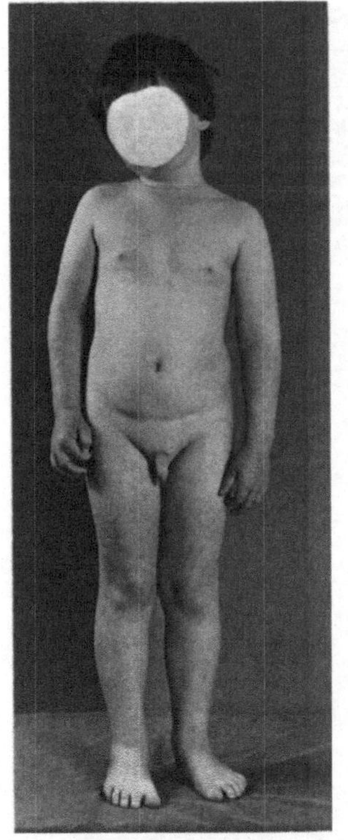
a

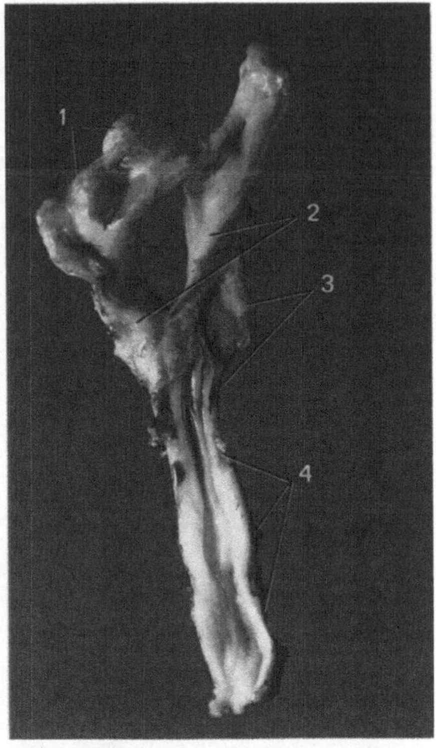

b

Abb. 5. (a) Knabe mit Persistenz der Müller-Gänge. (b) Operationspräparat mit Uterus (3), Tuben (2), Vagina (4) und Hoden (1) in Ovarposition

senheit von Hoden Testosteron gebildet wird, differenzieren sich außerdem die Wolff-Gänge zu ableitenden Samenwegen. Durch anatomische Konkurrenz liegen abnorme Samenwege vor. Gleichzeitig besteht fast immer eine Retentio testis abdominalis. Der übrigen Phänotypus ist rein männlich (Abb. 5).

Anläßlich der Maldescensusoperation oder bei einer Appendektomie entdeckt der überraschte Chirurg einen Uterus mit Tuben. Die Gonaden = Hoden stehen meist in Ovarposition. Wenn diese Hoden nicht ins Skrotum zu verlegen sind, ist die freie Hodentransplantation oder die Gonadektomie und spätere Androgensubstitution zu überlegen. Da die Lage fast immer unerwartet eintritt, ist die Operation abzubrechen und die Situation mit den Eltern, dem Endokrinologen und dem Genetiker zu klären.

Konnatale Anorchie

Gelegentlich werden Knaben mit vollkommen normalen oder leicht hypoplastischen äußeren männlichen Genitalien bei denen sich palpatorisch keine Hoden nachweisen lassen, beobachtet. Es liegt in der Regel ein normaler männlicher Karyotyp vor. Differentialdiagnostisch kann es sich um eine Retentio testis abdominalis oder um eine Anorchie handeln. Da ein männlicher Phänotyp besteht, muß embryonal funktionstüchtiges Hodengewebe vorhanden gewesen sein. Bei der Anorchie wird selbst bei hoher operativer Revision kein Hoden gefunden. Oft enden die Ductus deferentes blind. Die Ursache des postembryonalen Hodenverlusts bleibt in den meisten Fällen unklar. Im Pubertätsalter entwickeln diese Knaben einen typischen hypergonadotropen Hypogonadismus.

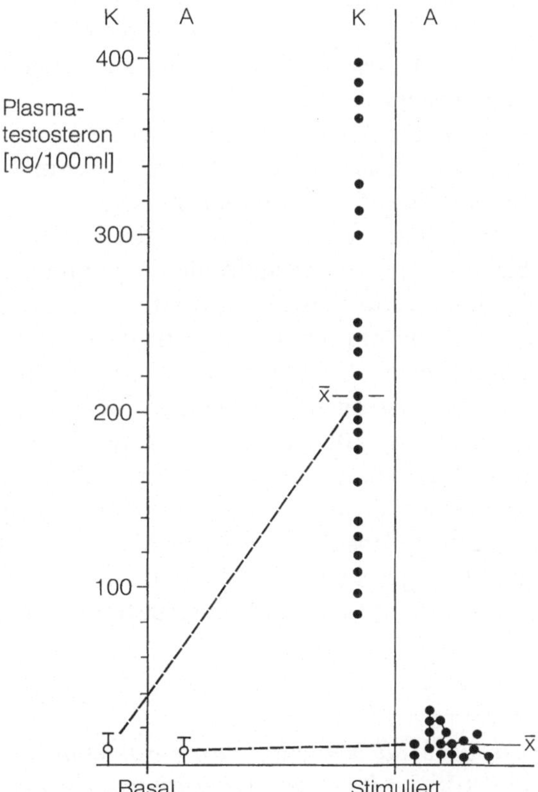

Abb. 6. Anstieg des Plasmatestosterons im HCG-Test. Kontrollgruppe (K), Knaben mit Maldescensus testis, präpubertäre Knaben mit Anorchie (A)

Therapeutisch wichtig ist die Tatsache, daß die Anorchie in jeder Altersstufe im HCG-Test zuverlässig von der Retentio testis abdominalis abgegrenzt werden kann (Abb. 6). Bei palpatorisch fehlenden Hoden und negativem HCG-Test sollte heute nicht mehr operiert werden.

Die Testosteronsubstitution soll mit altersphysiologischen Dosen beginnen, sobald diese Knaben hypergonadotrope LH-Werte entwickeln, was meist im Alter von 11–12 Jahren der Fall ist.

Formen der Intersexualität durch chromosomale Störungen

Bei jeder hormonell unklaren Form einer Intersexualität ist an die Möglichkeit einer Störung der Geschlechtschromosomen (=Gonosomen) zu denken. Diese sind nur durch Karyographie zu sichern. Die häufigsten gonosomalen Aberrationen, das Klinefelter-Syndrom (47 XXY) mit einer Inzidenz um 1:1000 sowie ds Ullrich-Turner-Syndrom (45 XO) mit einer Inzidenz um 1:2500 spielen in diesem Zusammenhang keine Rolle, da kein intersexuelles Genitale vorliegt.

Die wichtigste gonosomale Aberration in diesem Zusammenhang ist der Mosaizismus 45 XO/46 XY. Das klinische Bild reicht vom Vollbild des Ullrich-Turner-Syndroms bis zum fast normalen Knaben, je nach Überwiegen der einen oder anderen Zellinie. Es liegt eine gemischte Gonadendysgenesie mit hoher Gonadoblastomrate vor, weshalb die frühe bilaterale Gonadektomie indiziert ist. Die Geschlechtszuordnung richtet sich nach der bisherigen Geschlechtsrolle und den anatomischen Verhältnissen. Nach der Gonadektomie hat je nach bürgerlichem Gechlecht im Pubertätsalter eine Substitution mit Testosteron oder Östrogen/Gestagen zu beginnen. Auch bei fast rein männlichem Phänotypus läßt sich in der Urethrozystogenitographie fast immer eine große Vaginalanlage nachweisen (Abb. 7). Bei Patienten in männlicher Geschlechtsrolle mit großer Vaginalanlage haben wir nach Gonadektomie und Testosteronsubstitution bisher keine Nachteile durch Belassen der Vaginalanlage gesehen. Wird jedoch ein Ovar oder ein Ovotestis nicht entfernt, muß mit urethralen Menstruationsblutungen gerechnet werden.

Abb. 7. (a) Bürgerliches Mädchen mit Chromosomenmosaik 45XO/46XY. (b) Intersexuelles äußeres Genitale. (c) Operationspräparat mit Hoden (1) und Tube (2). (d) Zystourethrogenitographie: große Vaginalanlage; Harnblase (1), prox. Urethra (2), Vagina (3), Sinus urogenitalis communis (4). (Röntgenabteilung der Universitäts-Kinderklinik München, Leiter Dr. Fendel)

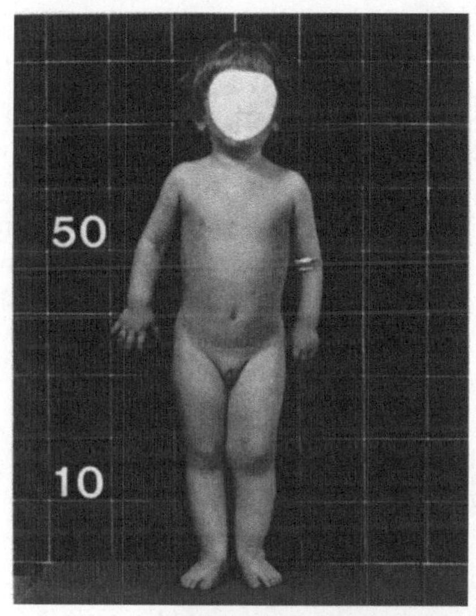

a

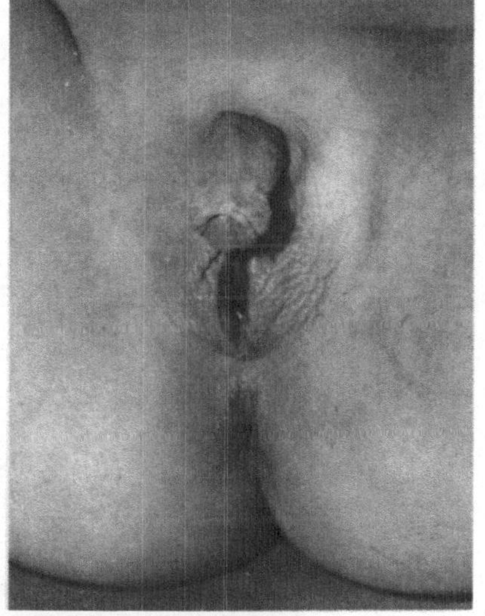
b

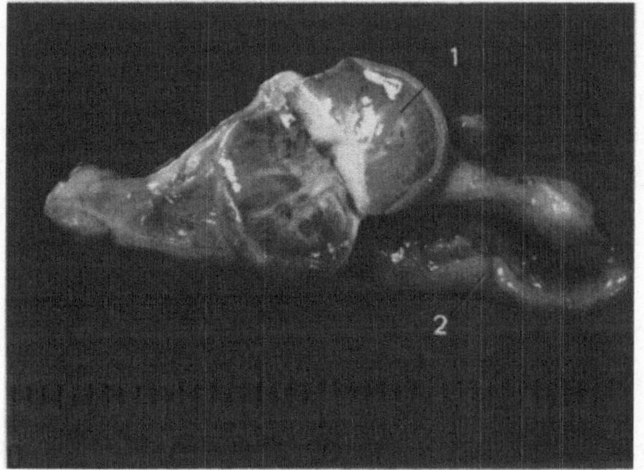

c

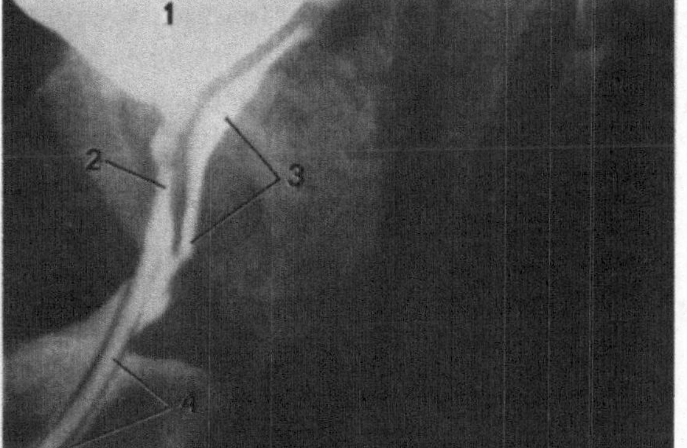

d

Weitere typische gonosomale Aberrationen mit Intersexualität sind die Mosaizismen 46 XX/46 XY und 46 XX/47 XXY. Hier liegt meist ein echter Hermaphroditismus vor, d.h. man findet sowohl Testis- wie Ovargewebe, entweder als Ovotestis oder einseitig Testis, anderseitig Ovar. Eine Vaginalanlage läßt sich fast immer nachweisen. Ein Ovotestis und eine dem bürgerlichen Geschlecht konträre Gonade sind vor der Pubertät zu entfernen. Bei der asymmetrischen gemischten Gonadendysgenesie mit Chromosomenmosaik ist der Versuch, eine Gonade zu erhalten, wegen der Gonadoblastomgefahr mit Risiko behaftet.

Wichtigste endokrinologische, genetische und radiologische Untersuchungsmethoden

HCG-Test
(humanes Choriongonadotropin: Predalon, Primogonyl, Pregnesin)

Im HCG-Test läßt sich in jeder Altersstufe, also auch präpubertär, feststellen, ob der Organismus in der Lage ist, normale Mengen Testosteron zu bilden. Der HCG-Test dient v.a. der Differentialdiagnose bilaterale Anorchie/Retentio testis abdominalis. Es können damit aber auch Störungen der Testosteronbiosynthese bereits vor der Pubertät erkannt werden.

Durchführung

Tag 1: Abnahme von 5 ml Heparinplasma für basales Testosteron. i.m.-Gabe von 5000 I.E. HCG (im Säuglingsalter 3000 I.E. intramuskulär).

Tag 4: Abnahme von weiteren 5 ml Heparinplasma (stimulierter Wert).

Beurteilung. Der wahre Testosteronspiegel liegt bei Knaben vor der Pubertät um 10 ng/dl. Ein chromatographischer Reinigungsschritt vor dem RIA ist in diesen Fällen erforderlich. Nach HCG steigt normalerweise in der Präpubertät der Plasmatestosteronspiegel auf durchschnittlich 210 ng/dl an (Normbereich 90–400 ng/dl). Bei Anorchie fehlt jeglicher Anstieg (Abb. 6).

HMG-Test (humanes menopausales Gonadotropin)

Der HMG-Test dient dem Nachweis normaler endokriner Funktion der Ovarien. Der Test ist nicht so zuverlässig und nicht so breit erprobt wie der HCG-Test. Er dient der Sicherung der reinen Gonadendysgenesie.

Durchführung
Tag 1: Abnahme von Heparinblut zur Bestimmung des basalen Östradiols. Danach über 3 Tage i.m.-Gabe von 75 I.E. HMG täglich.
Tag 4: Abnahme von Heparinblut zur Bestimmung des stimulierten Östradiols.

Beurteilung. Ein signifikanter Anstieg des Plasmaöstradiols beweist die Existenz von endokrin funktionsfähigem Ovarialgewebe.

Karyographie

Am zuverlässigsten ist die Abnahme des notwendigen Heparinbluts am Ort der Zellkultur. Es gelingt jedoch auch die Kultur aus steril abgenommenem und eilig versandtem Heparinblut. Vorherige Absprache mit dem genetischen Institut ist wegen des Zeitplans zwingend erforderlich.

Die alleinige Bestimmung des Zellchromatins aus Leukozyten, Wangenepithel oder Haarbälgen genügt für die hier anstehenden Fragen nicht.

In Chromosomenmosaiken liegen oft einzelne Zellinien nur in sehr geringer Zahl vor. Um solche zu erkennen, müssen dann sehr viele Mitosen ausgezählt werden. Unter Umständen muß neben der Blutkultur auch eine Fibroblastenkultur aus einer Hautbiopsie angelegt werden. Solche Untersuchungen sind außerordentlich zeitaufwendig, so daß der Patient nicht in der Klinik auf ein Ergebnis warten kann.

Urethrozystogenitographie

Die röntgenologische Kontrastmitteldarstellung einer Vaginalanlage ist bei allen Formen eines intersexuellen äußeren Genitales indiziert, weil die Wahl des bürgerlichen Geschlechts, die Art des operativen Vorgehens und in Einzelfällen differential-diagnostische Entscheidungen von diesem Ergebnis abhängen. Die Tatsache, daß sich im Urethrozystogenitogramm eine Vagina nicht darstellen läßt, schließt ihre Existenz nicht aus! Es können Verklebungen des Vaginaleingangs vorliegen. Manchmal handelt es sich um technisches Mißgeschick. Der Eingriff sollte nur von einem Untersucher durchgeführt werden, der mit der Altersstufe des Kindes und der Technik vertraut ist. Zur psychischen Schonung führen wir den Eingriff meistens in Kurznarkose durch. Bei der Untersuchung ist stets zu beachten, daß die Gonaden zwangsläufig im direkten Strahlenkegel liegen, die Gonadenbelastung also hoch ist.

Teil 2
Chirurgische Maßnahmen zur Korrektur des intersexuellen und des fehlgebildeten weiblichen Genitales

Allgemeine kinderchirurgische Gesichtspunkte zum optimalen Zeitpunkt der operativen Korrektur sowie der notwendigen Diagnostik zur Festlegung des Operationsplans

Der Grad der Fehlbildung des äußeren intersexuellen Genitales wird nach Prader (1954) in 5 Schweregrade eingeteilt und reicht vom rein weiblichen bis zum rein männlichen Typus. Beim intersexuellen Individuum kann jede mögliche Form des äußeren Genitales vorliegen, im Extremfall konträr gegensätzlich (Abb. 1).

Die für die chirurgische Belange ausreichende Einteilung des intersexuellen Genitales verdeutlicht Tabelle 1. Beim Hermaphroditus verus findet man am inneren Genitale entweder Testis und Ovar, Testis oder Ovar und Ovotestis oder Ovotestis und Ovotestis. Beim Pseudohermaphroditismus masculinus findet man immer Testes und beim Pseudohermaphroditismus femininus immer Ovarien vor. Das äußere Genitale kann nun, wie bereits oben dargestellt, bei allen Formen der Intersexualität zwittrig vom rein weiblichen bis zum rein männlichen Typus sein.

An Häufigkeit dominiert der Pseudohermaphroditismus femininus, deren wichtigste Ursache das adrenogenitale Syndrom ist, also die kongenitale Nebennierenrindenhyperplasie. Wir beobachten den Pseudohermaphroditis-

Tabelle 1. Einteilung des intersexuellen Genitales. (Mod. nach Hienz 1969)

	Hermaphroditismus verus	Pseudohermaphroditismus	
		masculinus	femininus
a) Inneres Genitale	Testis + Ovar Testis oder Ovar + Ovotestis Ovotestis + Ovotestis	Testis	Ovar
b) Äußeres Genitale	Zwittrig vom rein ♂- bis rein ♀-Typus		

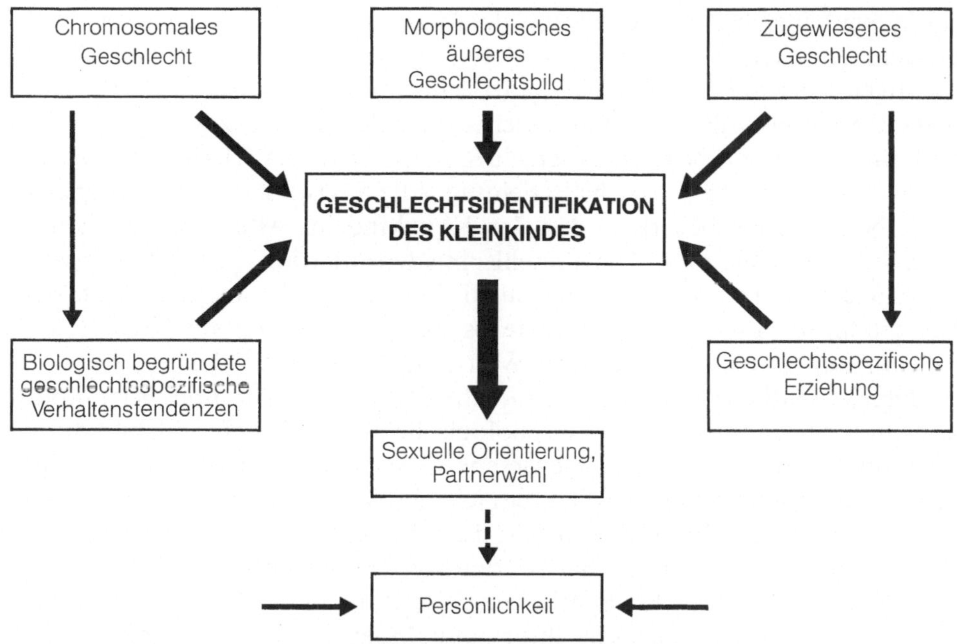

Abb. 8. Wirkungszusammenhänge bei der Geschlechtsdifferenzierung des Menschen (Mod. nach Hassenstein, zit. nach Hemminger 1982)

mus femininus aber auch bei virilisierenden Nebennierenrindentumoren, bei Hormonbehandlung der Mutter in der Schwangerschaft

Die notwendigen Untersuchungen, die der Kinderchirurg bei jedem Verdacht auf Intersexualität verlangen muß, sind die Chromosomenanalyse, die bei einem Mosaik doppelt durchzuführen ist, um die letzte Sicherheit zu haben, da bei einem derartigen Befund die Gonaden wegen der extrem hohen Krebsgefahr exstirpiert werden müssen; ferner Elektrolytstatus, an Hormonbestimmungen die Gonadotropine und die Steroide sowie eine Sonographie zur eventuellen Darstellungen des inneren Genitales und eine Röntgengenitographie. Letztere ist unverzichtbar zur Bestimmung der Art des operativen Vorgehens.

Zu der außerordentlich wichtigen Frage des optimalen Zeitpunkts operativer Korrekturen von intersexuellen Genitalien ist folgendes auszuführen: Ziel aller therapeutischen Bemühungen ist es, dem intersexuellen Individuum ein normales Leben zu ermöglichen, gleichermaßen in körperlicher und in psychischer Hinsicht sowie in seinem Gesamtverhalten als Persönlichkeit.

Ein wesentlicher Schritt zur Persönlichkeitsentwicklung läuft über die Geschlechtsidentifikation des Kleinkinds. In Vereinfachung der Wirkungszusammenhänge bei der Geschlechtsidentifizierung des Menschen nach Hassenstein (zit. nach Hemminger 1982) kann festgestellt werden, daß auf diesen wichtigen Vorgang 5 wesentliche Kräfte einwirken (Abb. 8): das chromosomale Geschlecht, das morphologische Geschlecht, das zugewiesene Geschlecht, biologisch begründete geschlechtsspezifische Verhaltenstendenzen sowie die geschlechtsspezifische Erziehung. Alle 5 Kräfte, die sich z.T. gegenseitig beeinflussen, bewirken, daß das Kleinkind im Alter von 2–3 Jahren geschlechtsbewußt wird. Die Geschlechtsidentifikation geht dann später über in die sexuelle Orientierung, in die Partnerwahl und läuft nach den Vorstellungen Hassensteins über die psychosozial bestimmte Geschlechtsrolle hin zur Sexualität als Teil des Welt- und Menschenbildes.

Drei wesentliche Faktoren der Geschlechtsidentifikation des Kleinkinds können wir beeinflussen. Das morphologische äußere Geschlechtsbild durch operative Maßnahmen, das zugewiesene Geschlecht über das Standesamt, dem bei einer Änderung allerdings ein ärztliches Gutachten zugrunde liegen muß, sowie die geschlechtsspezifische Erziehung, die vornehmlich von den Eltern durchgeführt wird. Da die richtige Geschlechtsidentifikation des Kleinkinds ein wesentlicher Schritt zur Gestaltung der späteren Gesamtpersönlichkeit ist, müssen alle Korrekturmaßnahmen so früh wie möglich erfolgen. Der Züricher pädiatrische Endokrinologe Prader ist der Meinung, und sie wird von uns geteilt, daß die geschlechtsspezifische Erziehung des Kleinkinds durch die Eltern gefühlsmäßig nur dann störungsfrei verlaufen kann, wenn das äußere Genitale ihres Kindes der Geschlechtsidentität angepaßt ist, d.h. also, Eltern können ein Kind schwer zum Buben erziehen, wenn das äußere Genitale ihres Kindes ihnen immer wieder ein Mädchen vor Augen führt und umgekehrt.

Aus diesen Darlegungen muß also abgeleitet werden, daß bei einem intersexuellen Genitale die operativen Maßnahmen so früh wie möglich, spätestens aber vor Beginn des Alters der Geschlechtsidentifikation des Kleinkinds durchgeführt sein müssen, also bis zum 2. Geburtstag.

Wie verhalten wir uns nun bei konträrem äußerem Genitale zum genetisch chromosomalen Befund von Individuen, denen ein falsches Geschlecht zugewiesen wurde, bei denen also entsprechend dem Schema in Abb. 8 3 wichtige Faktoren zur Geschlechtsidentifikation falsch einwirken? Wir sind der Überzeugung, daß hier den Eltern ohne drängenden ärztlichen Einfluß die Entscheidung überlassen bleiben soll. Das ärztliche Gespräch mit den Eltern soll nur beratend, aber nicht suggerierend sein. Der Kinderchirurg, der neben dem Kinderarzt, evtl. auch dem Psychologen an diesem Gespräch beteiligt sein wird, soll zwar darlegen, daß er aus jedem Grad des intersexuellen Genitales operativ entweder den männlichen oder den weiblichen Aspekt herstellen kann. Er soll dieses den Eltern aber nur als

Entscheidungshilfe anbieten. Es erscheint zwar medizinisch richtig, so operativ zu korrigieren, wie es dem chromosomalen Geschlecht entspricht. Eine evtl. notwendige vollständige Geschlechtsumwandlung ist aber ein „gesellschaftliches Umweltproblem“, nicht nur für den Patienten, sondern für die ganze Familie. Wir haben Beispiele von Kindern mit adrenogenitalem Syndrom und einem äußeren Genitale Typ Prader V, also dem eines Knaben, bei dem das Kind ein Mädchen war, einige Jahre als Junge aufwuchs, die Eltern sich nicht zu einer Geschlechtsumwandlung entschließen konnten, das Kind dann gonadektomiert und später hormonell substituiert wurde und eine störungsfreie Kindheit und Pubertät durchlief. Andererseits verfügen wir aber auch über Beispiele, bei denen ein Hermaphroditismus masculinus mit dem äußeren Genitale von Prader IV und nur recht kleinem Phallus den Pädiater und Psychologen bewog, das Kind als Mädchen aufziehen und das Genitale entsprechend korrigieren zu lassen, die Eltern dem aber nicht zustimmten und es uns gelang, ein absolut zufriedenstellendes äußeres männliches Genitale herzustellen, bei dem später ordentliche Erektionen und eine Kohabitation möglich wurden.

Beim Hermaphroditismus verus müssen in jedem Fall, ganz gleich, ob man das äußere Genitale zum Männlichen oder zum Weiblichen hin korrigiert, die Gonaden entfernt werden. Man kann einer Gonade äußerlich nicht ansehen, ob es sich um ein Ovar, einen Testikel oder um ein Testovar handelt. Die hormonelle Substitution erfolgt dann entsprechend der Entscheidung, ob das Kind als Bub oder als Mädchen aufwachsen soll.

Korrektur der Klitorishypertrophie und des Sinus urogenitalis bei tiefer Sinusbildung

Vor einer Korrektur des intersexuellen Genitales mit dem Ziel, den weiblichen Aspekt herzustellen, ist es notwendig, die Höhe der Einmündung der Vagina in den Sinus urogenitalis zu erkennen. In der Regel reicht hier die Röntgengenitographie (Abb. 7d). Erreicht man dadurch aber keine ausreichende Klarheit, muß endoskopiert werden (Ureteroskopie). Für die Erstellung des Operationsplans ist präoperativ zu klären, ob der Eingriff rein von perineal durch die Eröffnung des Sinus urogenitalis bewerkstelligt werden kann oder ob die Auslösung der Vagina aus dem Sinus urogenitalis und Neueinpflanzung in die Dammregion notwendig ist. Die Schnittführung ist in jedem Fall eine andere. Hat man sich entschieden, daß eine tiefe Form der Einmündung der Vagina in den Sinus urogenitalis vorliegt, stellt dann aber bei der Operation fest, daß die Vaginalmündung nicht zu erreichen ist, soll der Eingriff abgebrochen, der Sinus urogenitalis wieder verschlossen und der vorher präparierte Hautlappen wieder vernäht werden. Ein halbes Jahr später ist dann erneut unter Verwendung der Operationstechnik zur Auspflanzung der Vagina (s.S. 50) vorzugehen.

Ganz gleich, ob eine hohe oder eine tiefe Form der Einmündung der Vagina in den sinus urogenitalis vorliegt, soll in der Regel in einer Sitzung die Korrektur der hypertrophen Klitoris sowie die notwendige Korrektur des Sinus urogenitalis erfolgen. Grundsätzlich können die beiden Eingriffe zwar voneinander getrennt werden, es ist aber sinnvoll und dem Patienten durchaus zuzumuten, die Gesamtkorrektur in einer Sitzung auszuführen.

Es gibt zahlreiche Operationstechniken, die hypertrophe Klitoris sowie den Sinus urogenitalis zu korrigieren. Während bis zur Publikation der Arbeit von Stephan (1966) die Klitoris ausschließlich amputiert wurde, gehen die Operateure in den letzten beiden Jahrzehnten so vor, daß sie die Klitoris entweder in Gänze erhalten oder zumindest bestrebt sind, die Glans clitoris nach Resektion des Schafts zu belassen. Vertreter der Resektionsmethode sind vornehmlich Marberger et al. (1975) und Engert (1983). Stephan zeigte in den 50er Jahren, daß der Schaft der Klitoris durch zieharmonikaähnliche Nähte so weit gerafft und dann hinter die Symphyse verlagert werden kann, daß die Labien die Glans clitoris bedecken und diese im Liegen, Stehen und Sitzen nicht mehr sichtbar werden kann.

Bolkenius u. Daum (1977) haben dann gezeigt, wie aus dem Präputium kleine Labien präpariert werden können. Flach (1977) präpariert einen großen Hautlappen aus dem Präputium und der Schafthaut des Phallus, schlägt diesen in das Operationsgebiet des Damms ein und erreicht hier ebenfalls „Hautwülste“, die es später gestatten, die Glans clitoris nach der Verlagerung des Klitorisschafts zu bedecken.

Auch zur Eröffnung des Sinus urogenitalis sind verschiedene Schnittführungen und Operationstechniken angegeben, die aber alle auf dem ursprünglichen Vorschlag Stephans beruhen, einen umgekehrt U-förmigen Lappen der Perinealhaut zu präparieren, den Sinus urogenitalis zu eröffnen und den analwärts gestielten U-förmigen Lappen mit der Hinterwand der eröffneten Vagina zu verbinden.

Unser Vorgehen, das sich bei über 140 Patienten bewährt hat, gestaltet sich wie folgt (Abb. 9): Steinschnittlagerung mit sehr weit nach kranial im Hüftgelenk abgewinkelten Oberschenkeln. Abdeckung derart, daß evtl. während der Operation rektal untersucht werden kann, was besonders bei den tiefen Formen des Sinus urogenitalis notwendig werden kann. Es wird nun mit einer Sonde in den Sinus urogenitalis eingegangen und der Punkt des Sinus bestimmt, der sich noch in unmittelbarer Nähe der Dammhaut befindet, ehe der Sinus und die Harnröhre in einer Kurve vom Damm weg zur Blase verlaufen. Dieser „tiefste“ dammwärts gelegene Punkt wird farbig markiert. Er zeigt die Basis eines nun anzuzeichnenden, analwärts gestielten M-förmigen Läppchens der Dammhaut. Die Größe des M-förmigen Läppchens soll etwa $^2/_3$ der Distanz betragen, die zwischen dem markierten, tiefsten dammwärts gelegenen Punkt des Sinus urogenitalis und seiner Öffnung gemessen wird (Abb. 9a). Das M-förmige Läppchen wird nun umschnitten und präpariert, die kranialen Enden werden mit einem Haltefaden versehen. Dann werden rechts und links an der Sinusmündung ebenfalls 2 Haltefäden 6×0 Ethibond angelegt und nun mit mehreren Scherenschlägen der Sinus urogenitalis eröffnet. Sowie die Harnröhrenmündung sichtbar wird, führt man einen Ballonkatheter in die Blase ein. Es wird nun die Hinterwand der Vagina dargestellt und der Vaginaleingang soweit eröffnet, daß eine gehörige Weite erreicht wird. Nunmehr wird das vorher präparierte M-förmige Dammhautläppchen mit der hinteren Kommisur des Vaginaleingangs vernäht, Nahtmaterial 5 oder 6×0 Vicryl. Die eröffnete Wand des Sinus urogenitalis wird dann mit der Dammhaut vernäht, Nahtmaterial wiederum 5 oder 6 × 0 Vicryl. Die Vagina wird mit einem zusammengerollten Sofra-Tüll-Streifen für 4 Tage tamponiert und die Wundränder mit Bucrylatklebe als Verband beschickt.

Zur Korrektur der hypertrophen Klitoris wird als erstes eine Haltenaht durch die Glans clitoris gelegt. Danach wird vom Mons pubis die Haut auf dem Schaft der Klitoris bis zum Ansatz der Glans inzidiert und der Schnitt dann 1 mm vom Rand der Koronarfurche semizirkulär um die Glans herum fortgeführt, die Haut vom Schaft des Phallus dorsal und lateral abgelöst und das Präputium entfaltet, welches dann die Form eines dreieckigen Zipfels einnimmt. Der Schaft der Klitoris wird dann symphysenwärts weiterpräpariert, bis über die Teilungssstelle in den rechten und linken Corpus cavernosum-Schenkel hinaus. Diese beiden Schenkel werden noch in Ausdehnung von $1–1^1/_2$ cm weiter dargestellt. Als nächstes präpariert man die kaudodorsale Portion der Symphyse frei. Nunmehr wird in 2 Etagen der Schaft der Klitoris gerafft. Nichtresorbierbare Nähte werden, beginnend jeweils am Schenkel eines Corpus cavernosum, zunächst bis zur Mitte des Schafts der Klitoris gelegt, und nach Knüpfen derselben werden erneut Ziehharmonikanähte angebracht, die vom proximalen Drittel des Klitorisschafts bis in die Nähte der Glans laufen. Nach Knüpfen auch dieser Nähte (Nahtmaterial 3 oder 4 × 0 Ethiflex) werden die Fäden lang gelassen und dann mit einer kleinen Periostnadel mit dem Periost der Symphyse vernäht und dann geknüpft. Damit erreicht man erstens die Raffung des Klitorisschafts und zweitens eine Verlagerung unter die Symphyse.

Der nach der Entfaltung des Präputiums sich beiderseits lateral der Glans befindliche dreieckige Hautzipfel wird an seinem spitzen Winkel mit einer Haltenaht versehen und dann anfangs in sich und später mit dem Präputialrest an der Koronarfurche der Glans derart vernäht, daß die breite Basis des dreieckigen Hautzipfels, der die kleine Labie wird, kraniolateral der Glans zu ruhen kommt, so daß die kleinen Labien später die Glans vollständig bedecken. Im Bereich des Penisschafts und über die Symphyse werden 2 Schichten subkutane Nähte und danach Hautnähte gelegt. Nahtmaterial jeweils 6 oder 5 × 0 Vicryl. Nach Fertigstellung der Naht wird die wunde mit Bucrylatklebe beschickt. Der Blasenkatheter wird eine Woche und die Vaginaltamponade 4 Tage lang belassen.

Bei Kindern, die noch nicht zuverlässig sauber sind, werden die Beine vertikal extendiert (Abb. 10) wie bei einer Oberschenkelfraktur, so daß der Stuhl auf keinen Fall mit der Wunde in Berührung kommt. Die Extension wird solange belassen, bis die Wunde einwandfrei verheilt ist.

Die aus dem Präputium gebildeten kleinen Labien sind gelegentlich von unterschiedlicher Größe. Eine Nachkorrektur, die ambulant vorgenommen werden kann, soll aber erst ein halbes Jahr nach dem Ersteingriff vorgenommen werden. Im späteren postoperativen Verlauf ist es nun notwendig, sich davon zu überzeugen, daß der Vaginaleingang nicht schrumpft, sondern mitwächst. Dies ist bei denjenigen Patienten, bei denen ein AGS vorliegt und die regelmäßig Kortikoide erhalten müssen, immer der Fall. Aber auch bei den anderen Patienten sehen wir, daß die neugeschaffene Vagina in der Regel einwandfrei mitwächst. Wir prüfen dieses Mitwachsen anfänglich mit einer Narkoseuntersuchung, später ohne Anästhesie durch Einführen von Hegar-Stiften. Diese Kontrolle wird in den ersten 3–4 Jahren halbjährlich und später jährlich vorgenommen, bis die Kinder erwachsen sind.

Abb. 9a. Patientin mit Sinusurogenitalis und Klitorishypertrophie. Eine Metallsonde ist in den Sinus urogenitalis eingeführt und markiert durch Vorwölbung seiner Spitze den tiefsten perinealhautnahen Anteil des Sinus. Mit Basis dieser Ebene wird ein M-förmiges Läppchen aufgezeichnet und umschnitten

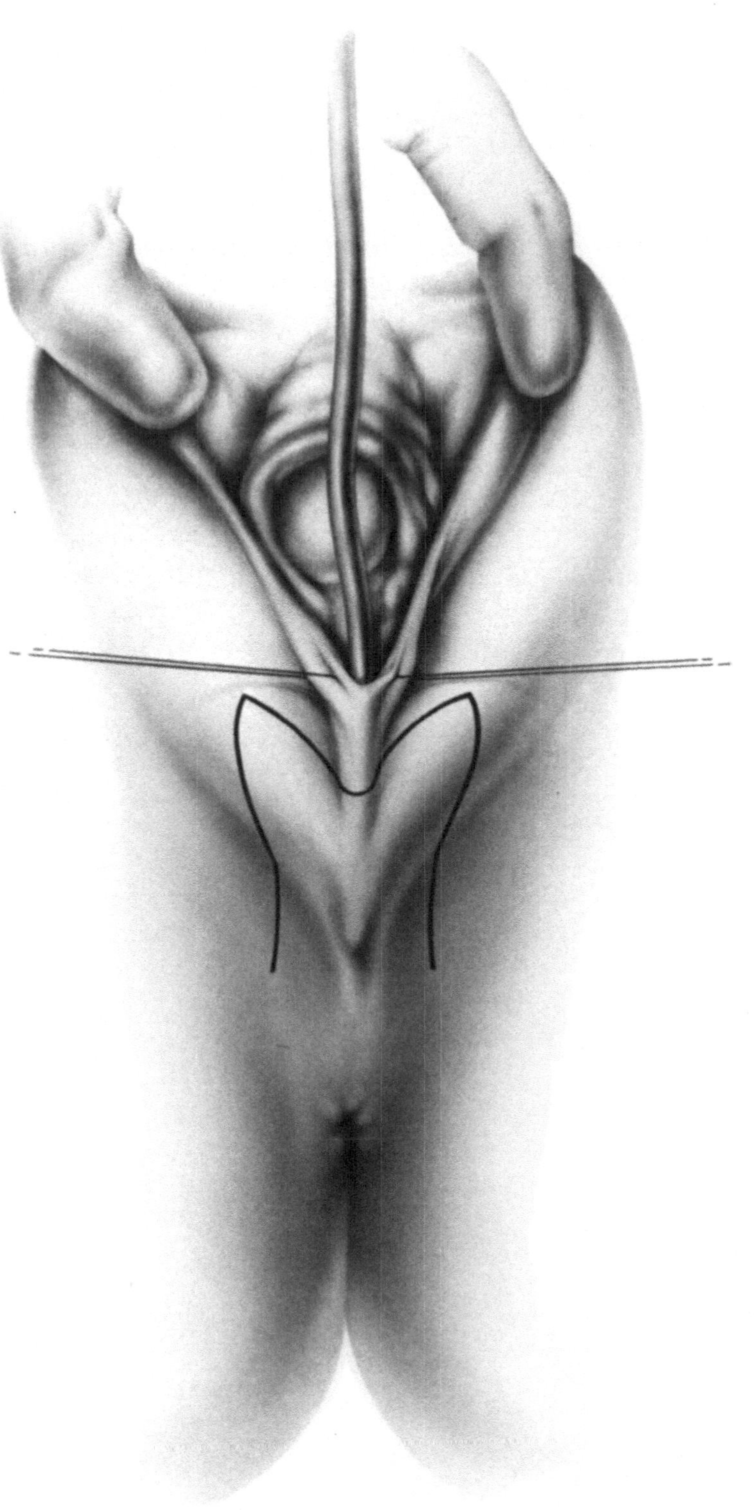

Abb. 9b. Das M-förmige Läppchen ist abpräpariert, und es wird mit einer Schere der Sinus urogenitalis eröffnet

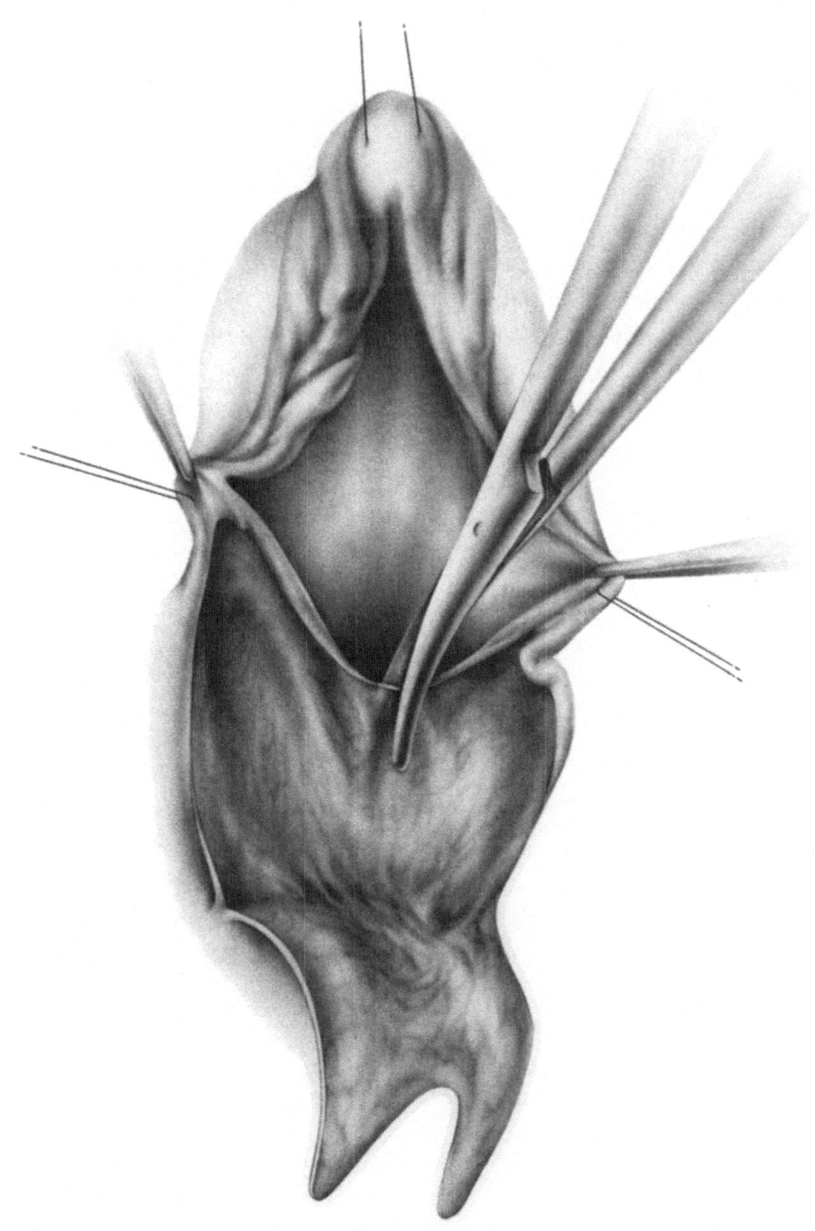

Abb. 9c. Das vorher abpräparierte M-förmige Hautläppchen wird nun mit der hinteren Vaginalkomissur vernäht, die lateralen Enden des M-förmigen Hautläppchens werden möglichst weit kranial mit der Vagina vernäht. Ein Katheter befindet sich in Harnröhre und Blase

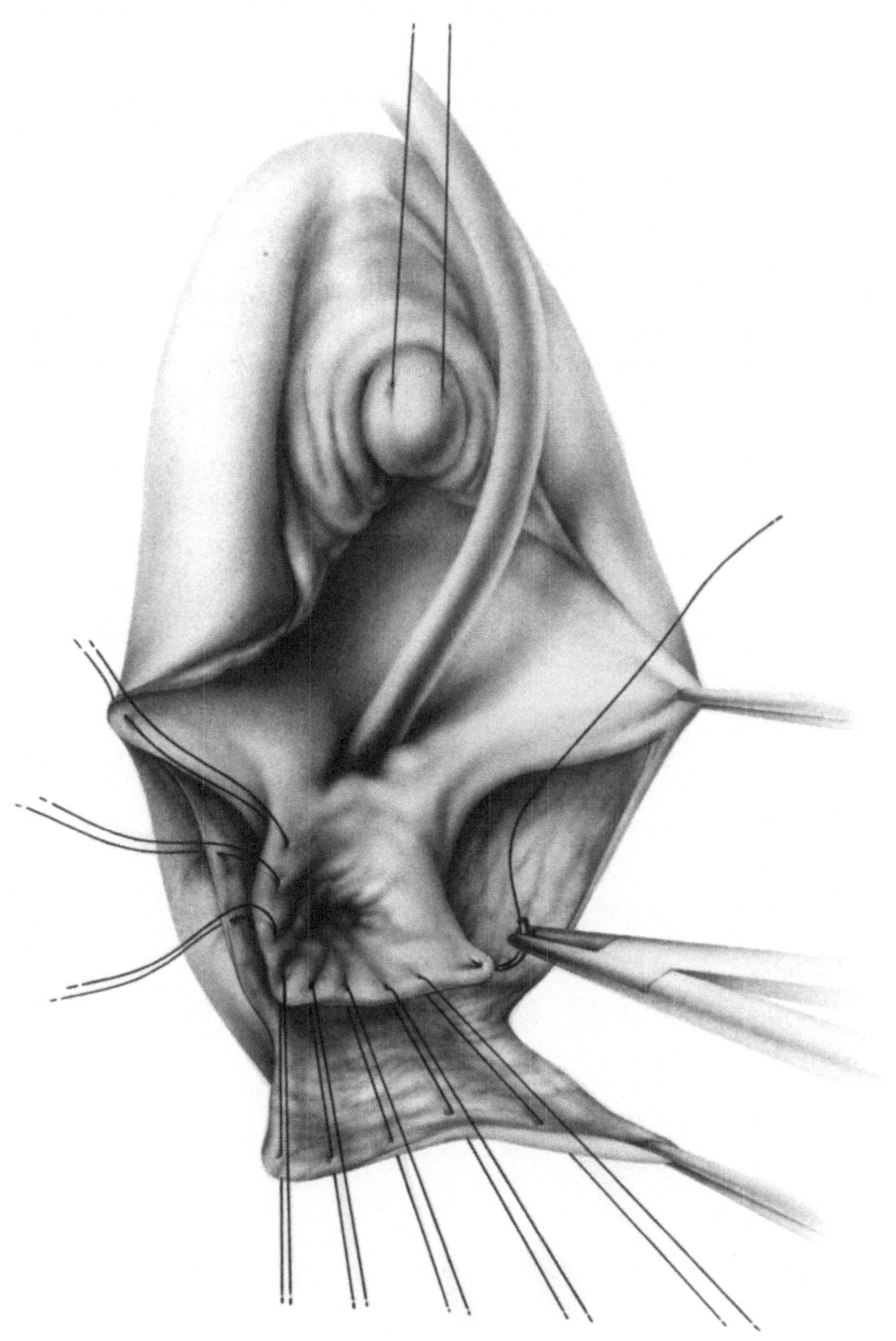

Abb. 9d. Links oben: *Fertige Naht des Introitus vaginae. Markierung der Inzision von Mons pubis bis zur Koronarfurche der Glans clitoris.* Mitte: *Der Schaft der Klitoris ist über die Teilungsstelle in rechten und linken Corpus cavernosum hinaus freipräpariert. Mit nichtresorbierbarem Nahtmaterial werden ziehharmonikaförmige „Raffnähte" gelegt*

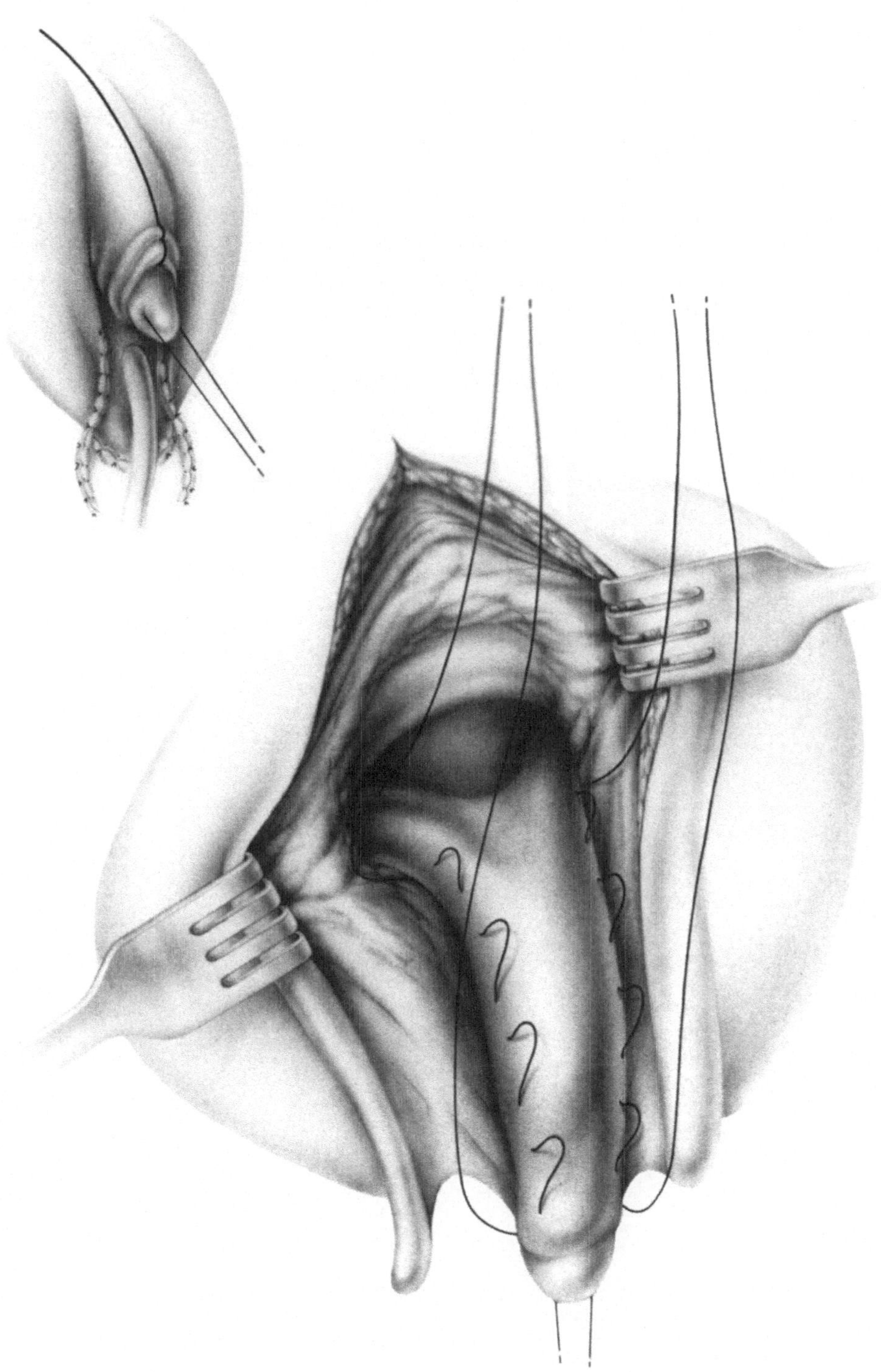

Abb. 9e. Oben links: *Seitliche Ansicht der Raffnähte am Schaft der Klitoris.* Oben rechts: *Nach Knüpfen der ziehharmonikaförmigen Raffnähte wird der Schaft der Klitoris mit dem Periost der Symphyse vernäht.* Mitte: *a.-p.-Ansicht wie rechts oben. Der Schaft der Klitoris wird mit 2 nichtresorbierbaren Nähten mit der Symphyse verbunden. Das mobilisierte Präputium erscheint als dreieckiger Hautzipfel*

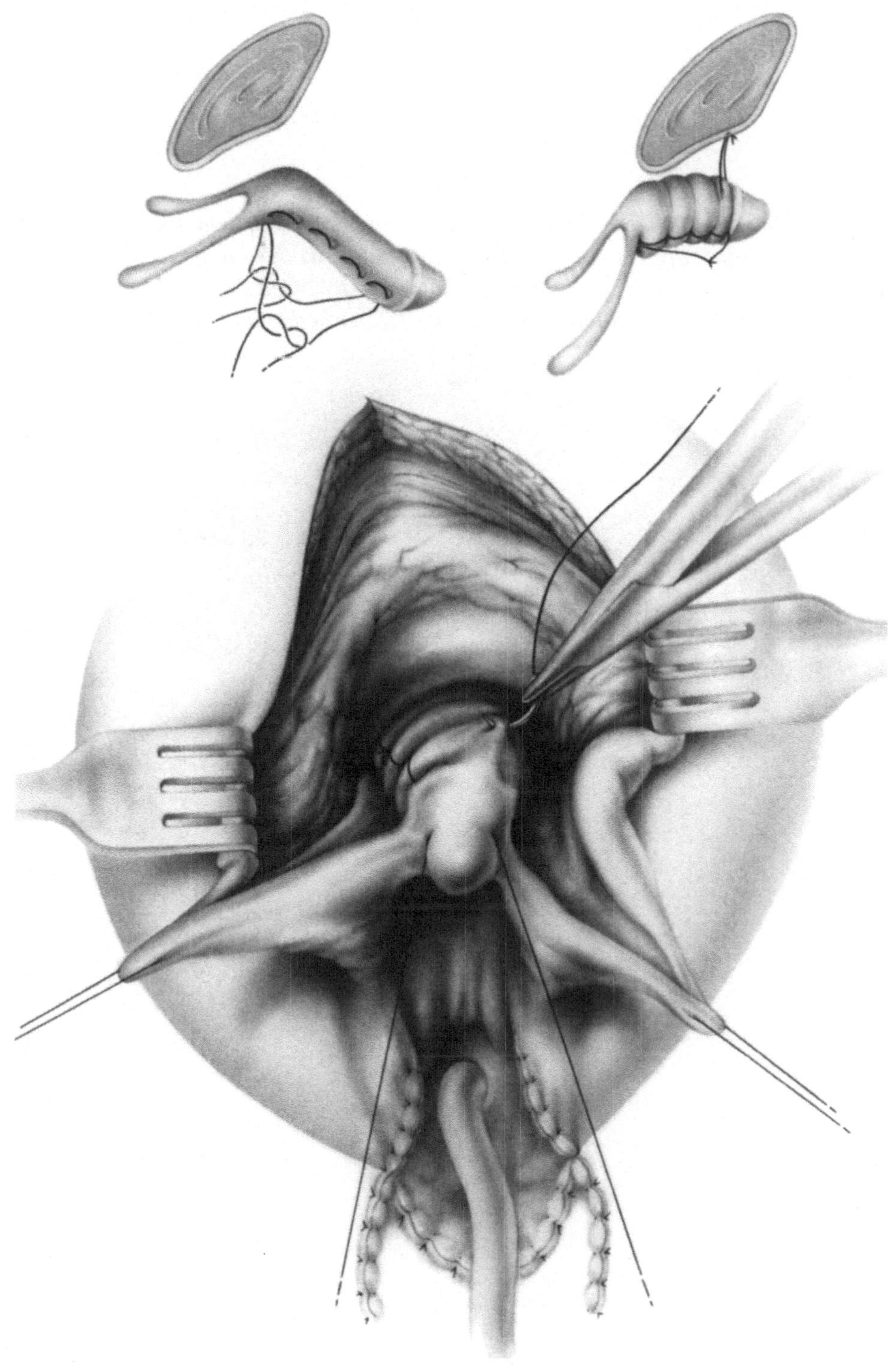

Abb. 9f. Das mobilisierte Präputium wird zur Formung von kleinen Labien als je ein lateraler dreieckiger Zipfel vernäht und mit der Glans derart verbunden, daß die Basis dieser aus dem Präputium geformten kleinen Schamlippen so zu ruhen kommen, daß sie die Glans bedecken können.

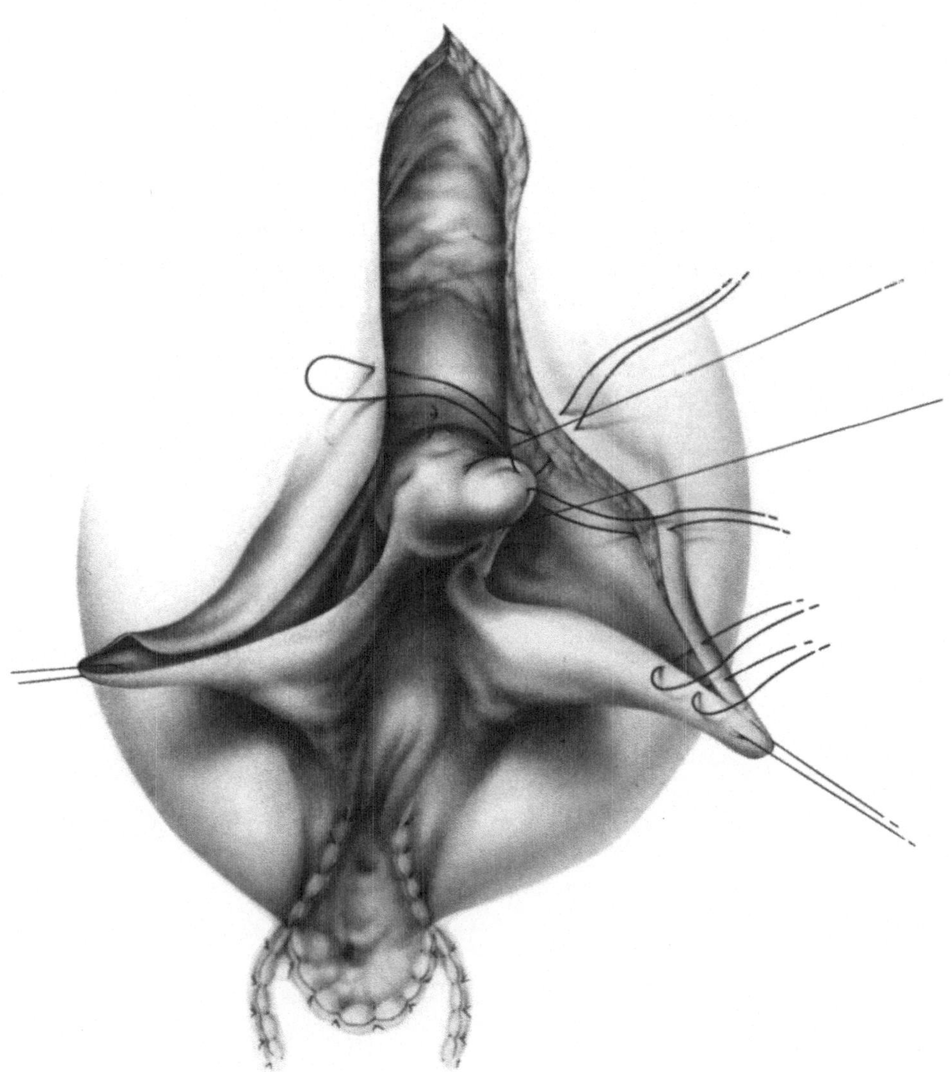

Abb. 9g. Aspekt nach fertiger Korrektur der Vaginaleingangsplastik sowie Raffung und Versenkung der Klitoris mit Bildung von kleinen Labien aus dem Präputium

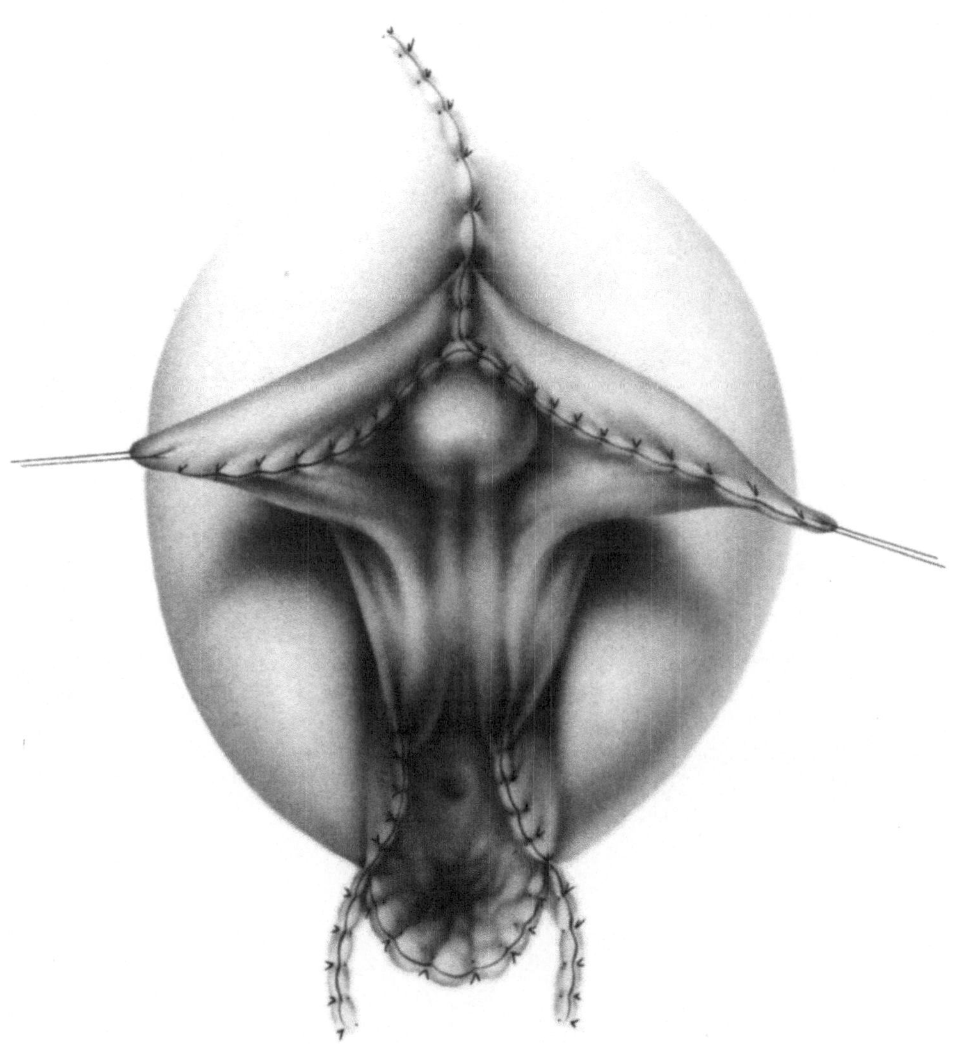

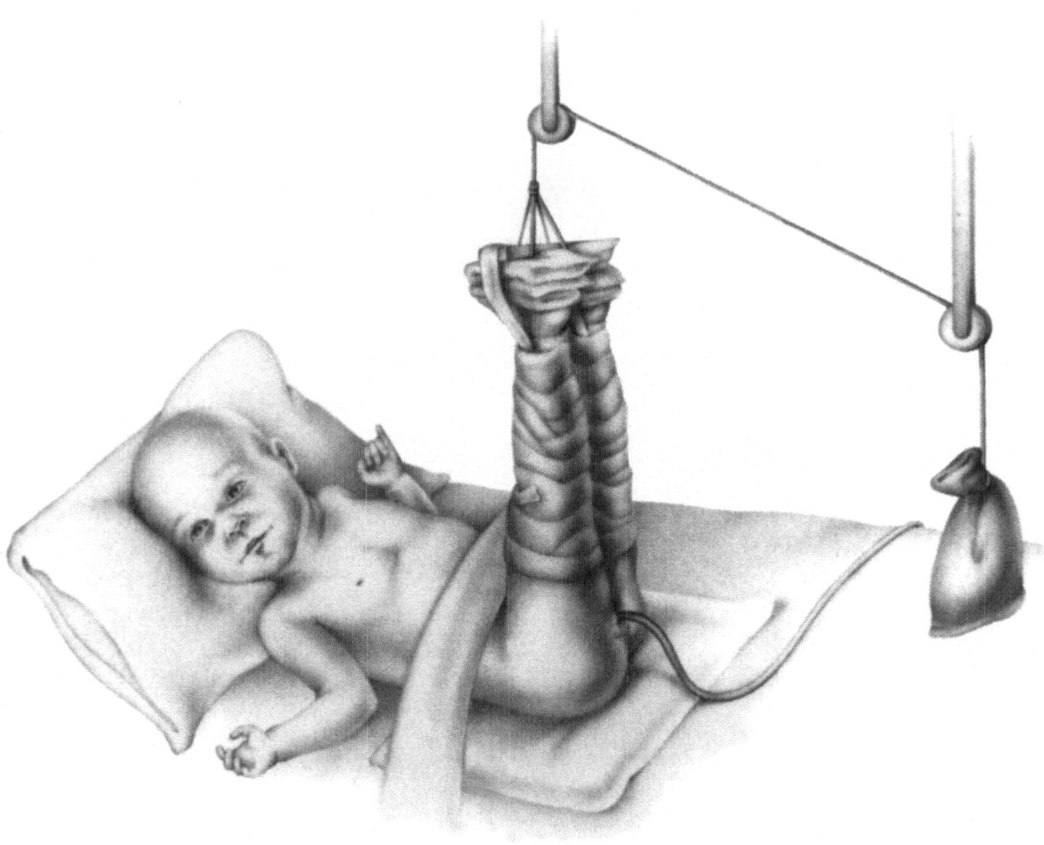

Abb. 10. Vertikale Extension beider Oberschenkel wie bei einer Oberschenkelfraktur. Das Gesäß schwebt eine Handbreit über der Matratze, so daß der Stuhl auf keinen Fall die Wundregion berühren kann

Nachkorrektur zur Bedeckung der Glans clitoris

In früherer Zeit, in der wir aus dem präputium noch nicht die kleinen Labien gebildet hatten, resultierte in manchen Fällen eine nicht ausreichende Bedeckung der Glans. Bei diesen Patienten, so wie bei denjenigen Kindern, bei denen auch nach der kleinen Labienplastik die Glans nicht einwandfrei bedeckt ist, wird folgende operative Korrektur empfohlen (Abb. 11), die auf einen Vorschlag von Ansel und Rajfer (1981) zurückgeht: Die Basis der Glans clitoris wird in 10 mm Entfernung von deren Basis umschnitten, die Hautränder allseitig freipräpariert und nun als erstes die glansnahen Hautränder miteinander invertierend vernäht, derart, daß die Glans bedeckt wird; darüber erfolgt dann die Naht der äußeren Wundränder im Rückstichverfahren. Nahtmaterial 5 oder 6×0 Vicryl. Man erreicht hiermit, daß die Glans clitoris nicht sichtbar, aber doch darstellbar ist. Dieser kleine Eingriff kann ambulant vorgenommen werden.

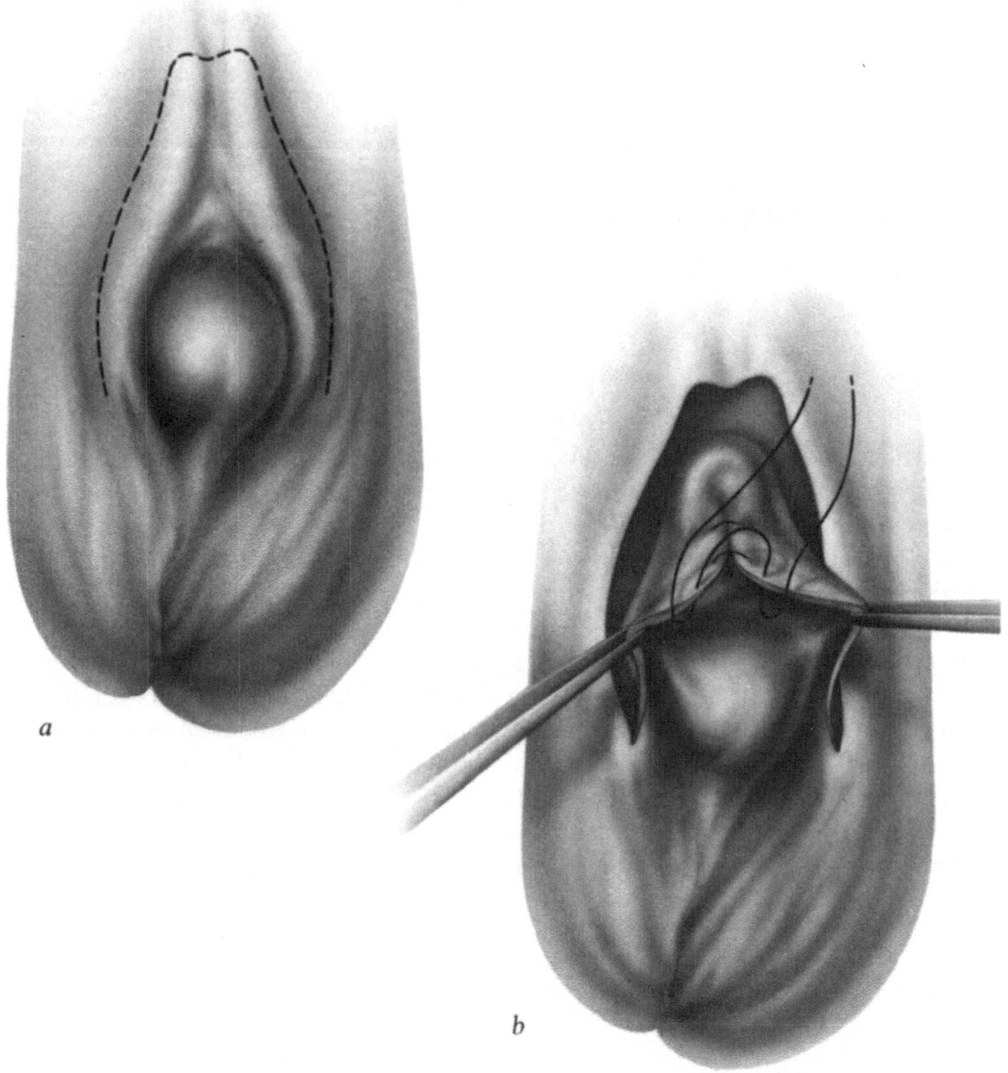

Abb. 11a–d. Korrektur der durch kleine oder große Labien nicht ausreichend bedeckten Glans clitoris

Abb. 11a. Umschneidung der Glans semizirkulär (etwa 1–$1^1/_2$ cm von der Klitoris entfernt), Präparation der Wundränder

Abb. 11b. Es werden jetzt die medialen Wundränder miteinander vereinigt, der Knoten liegt im Hautbereich der medialen Hautläppchen

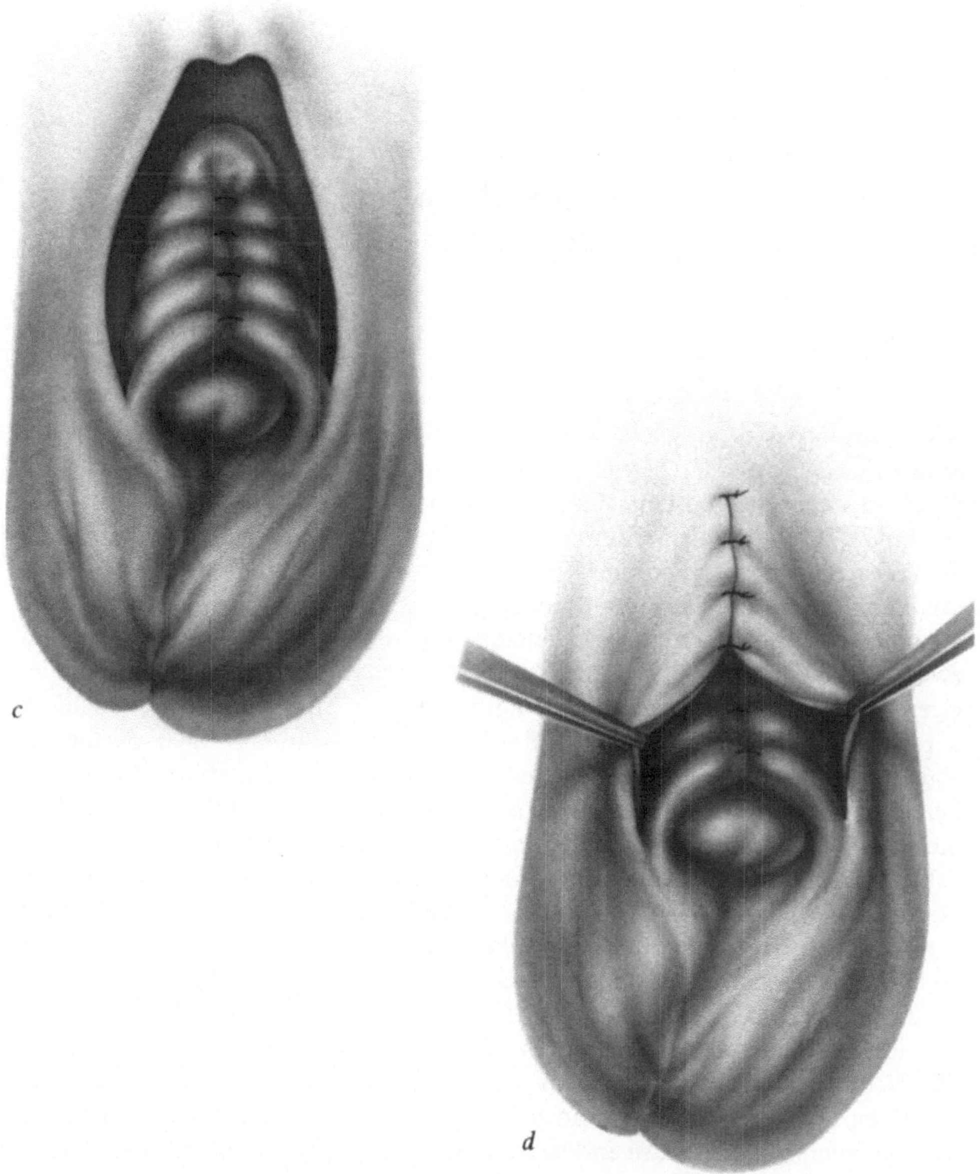

Abb. 11c. Fertige Naht der medialen Hautläppchen

Abb. 11d. Darüber werden die mobilisierten lateralen Incisionsränder vereinigt. Etwa 1/4 der Glans clitoris soll noch sichtbar sein, dieser Teil wird dann von den Wülsten der großen Labien einwandfrei gedeckt

Operative Korrektur des Sinus urogenitalis bei hoher, blasennaher Sinusbildung

Nicht immer ist es möglich, den Sinus urogenitalis bei hoher, blasennaher Sinusbildung von einer perinealen Inzision aus vollständig zu eröffnen und durch das Einschlagen eines Hautläppchens in die hintere Vaginalkommissur einen einwandfreien Vaginaleingang herzustellen; vielmehr muß nach dem Vorschlag von Hendren (1980) bei den hohen Sinusbildungen die Vagina aus- und in die Darmregion eingepflanzt werden. Dieses läßt sich zwar auch von perineal her bewerkstelligen, das Finden der richtigen Schicht zwischen Harnröhrenhinter- und Vaginalvorderwand ist aber um so schwieriger, je höher, blasennaher die Vagina in den Sinus mündet. Nachdem wir in einem Fall eine fast vollständige Urininkontinenz nach perinealer Vaginalauspflanzung erlebten, sicher durch Läsion des M. sphincter vesicae bei der Präparation, haben wir eine andere Operationstechnik ausgearbeitet, die dem weiter unten zu beschreibenden Vorgehen bei der Korrektur der subtotalen Vaginalplasie ähnelt, nämlich dem abdominoperinealen Zugang. Hierbei ist es möglich, sofort von kranial her in die richtige Schicht zwischen Vagina, Harnröhre und Blase zu gelangen, ohne den M. sphincter vesicae zu lädieren. Im einzelnen gestaltet sich unser Vorgehen wie folgt (Abb. 12):

Abdeckung des Operationsfeldes, so daß simultanes abdominelles und perineales Operieren möglich ist. Eröffnung des Abdomens durch Pfannenstiel-Schnitt, Abstopfen der Därme nach kranial; der Uterus wird mit einer kräftigen Haltnaht versehen und nunmehr in der Schicht zwischen Uterus-Vagina einerseits und Blase andererseits sowie zwischen Rektum und Vagina nach kaudal präpariert. Nach anfänglich scharfem Vorgehen läßt sich der größte Teil aber stumpf präparieren. Es wird ohne Mühe der Übertritt der Vagina in den Sinus urogenitalis darstellt. Ist diese Region erreicht, wird nunmehr von perineal her weiter operiert. Es wird der Ort bestimmt, an dem die Vagina eingepflanzt werden soll und ebendort 2 lateral gestielte, $1–1^1/_2$ cm breite, 3–4 cm lange (ja nach Größe des Kindes) Hautläppchen gebildet. Diese Hautläppchen sollen später in der Tiefe mit der Vagina anastomosiert werden. Nunmehr wird nach kranial präpariert, ein vorher eingelegter Blasenkatheter läßt die Harnröhre klar palpatorisch erkennen, ein in das Rektum eingeführter Finger verhindert eine Läsion des Mastdarms. Man erreicht ohne Schwierigkeiten den tiefsten Punkt der abdominellen Präparation, der von einem Assistenten markiert wird, indem er von abdominell her eine Präpariertupfer in die Tiefe führt, der von perineal getastet werden kann. Nunmehr wird, nachdem abdominelles und perineales Operationsfeld miteinander vereinigt wurden, ein Gummizügel um die Vagina gelegt, dieser Zügel von Perineal her gefaßt und die Einmündungsstelle der Vagina in den Sinus urogenitalis sichtbar gemacht, indem der Zügel nach kaudal gezogen wird. Nunmehr legt man an die Vagina 2 Haltefäden und durchtrennt Schritt für Schritt die Einmündung der Scheide in den Sinus urogenitalis unter gleichzeitigem Verschluß des Sinus, der jetzt Urethra wird. Nahtmaterial 5 oder 6×0 Vicryl. Durch Zug an den Haltefäden nähert man nun die Vaginalmündung an die eingangs präparierten perinealen Hautläppchen und anastomosiert sie mit 6 oder 7×0 Vicryl. In den meisten Fällen gelingt es, die perinealen Hautläppchen einerseits und die Vagina andererseits so zu verbinden, daß kein Wundgebiet im Dammbereich unbedeckt bleibt. Danach wird ein Sperrdrain in die Vagina eingelegt. Dieses Sperrdrain bleibt bis zur vollständigen Wundheilung, also bis zur vollständigen Epithelisierung der Wundregion liegen. Eine Redondrainage wird vorher durch separate Stichinzision von perineal her eingelegt. Die abdominelle Operationsgruppe hat zwischenzeitlich das Peritoneum im kleinen Becken und die abdominelle Inzision verschlossen. Ist eine kleine Patientin noch nicht vollständig sauber, werden die Beine extendiert. Der Blasenkatheter wird 14 Tage belassen, das Ziehen des Blasenkatheters wird mit einem Miktionszysturethrogramm (MCU) verbunden, um die einwandfrei verheilte Harnröhre (Sinus) zu dokumentieren. Das Mitwachsen des neugeschaffenen Vaginaleingangs wird regelmäßig durch Einführen von Hegar-Stiften kontrolliert.

Liegt bei dem Patienten – was meistens der Fall ist – auch eine Klitorishypertrophie vor, wird diese in gleicher Sitzung nach der im Kapitel „Korrektur der Klitorishypertrophie“ dargestellten Technik korrigiert.

Abb. 12a. Zur Korrektur der hohen, blasennahen Mündung der Vagina in den Sinus urogenitalis Laparotomie durch Pfannenstiel-Schnitt, Präparation in der Excavatio vesicouterina. Der Uterus wird entweder mit einer Allis-Klemme gefaßt oder mit Haltenähten angespannt, desgleichen die Blase. Mit einem Skalpell oder einer Schere inzidiert man das Peritoneum und präpariert in die Tiefe

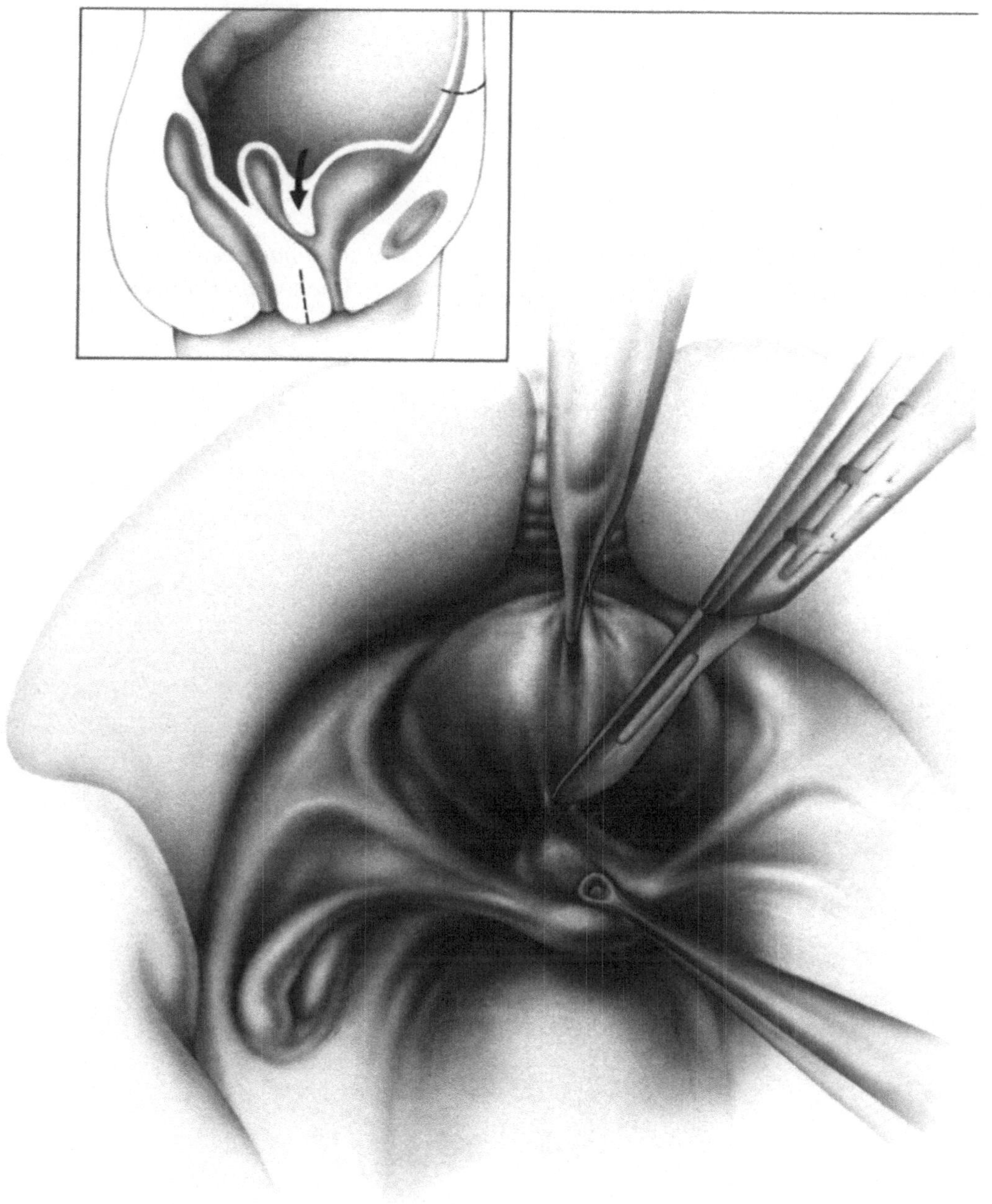

Abb. 12b. Präparation im Douglas-Raum, der Uterus wird nach ventral unten gehalten, das Rektum nach dorsokranial angespannt. Wiederum Präparation mit einem Präpariertupfer und der Schere in die Tiefe

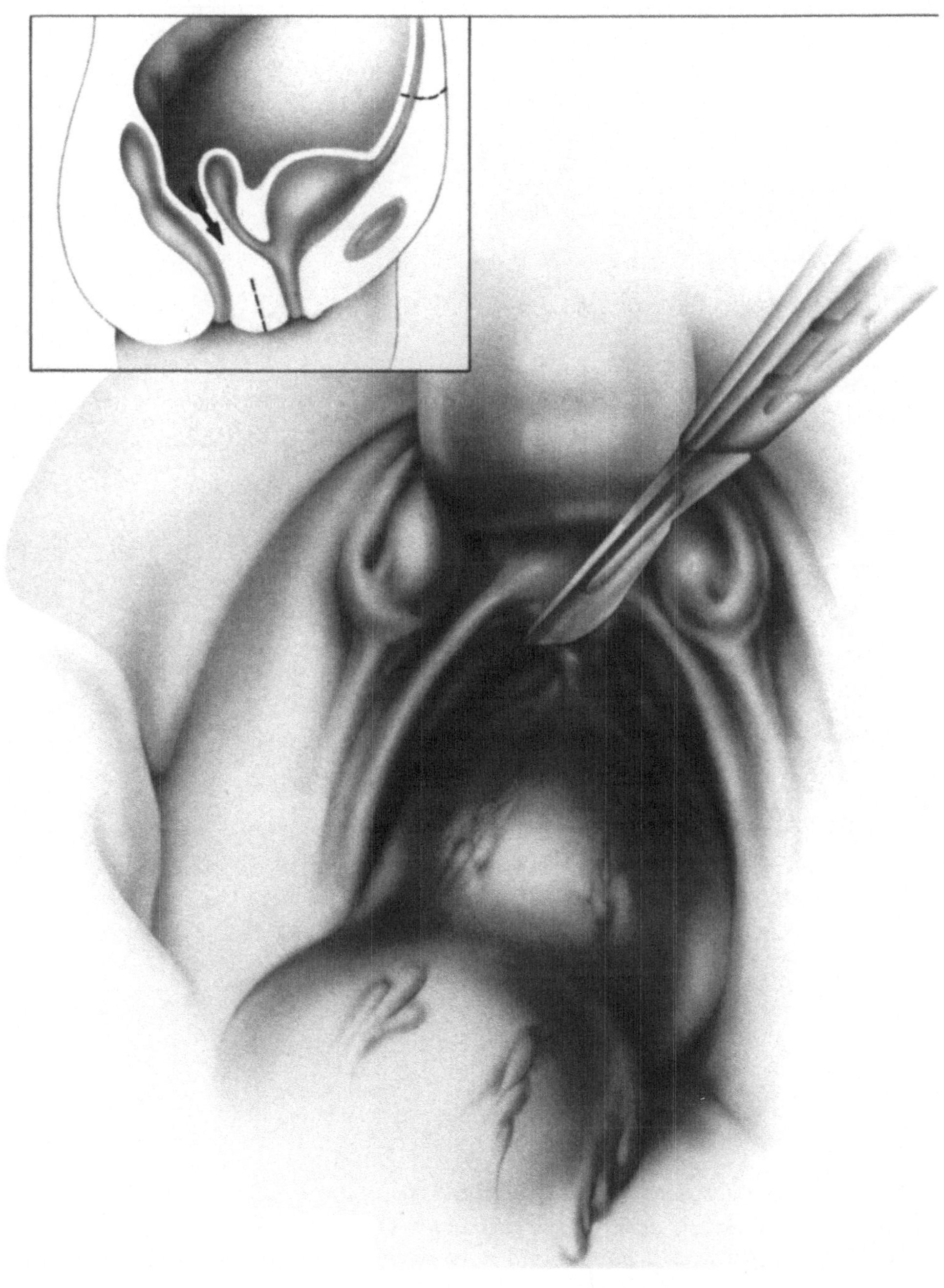

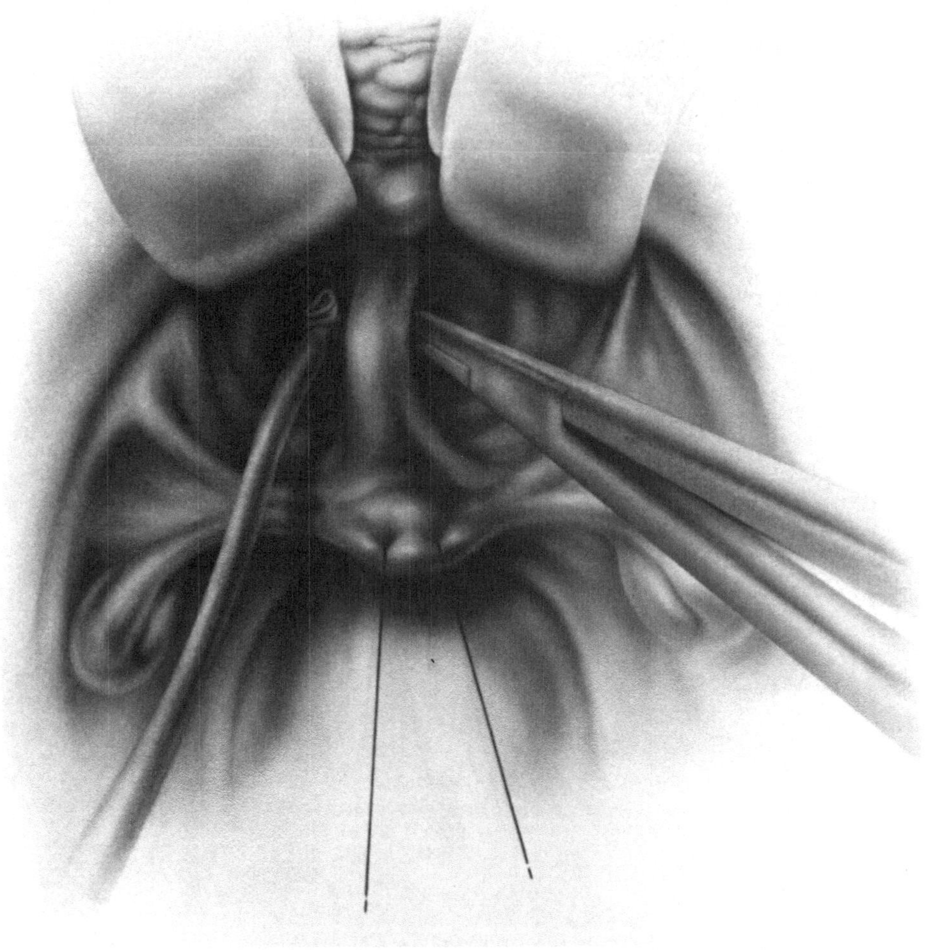

Abb. 12c. Nachdem der Übergang vom Uterus in die Vagina dargestellt wurde, wird der obere Anteil der Vagina mit einer Overholt-Klemme umfahren, die einen Zügel faßt, womit die Vagina nach kranial ziehend angespannt werden kann.

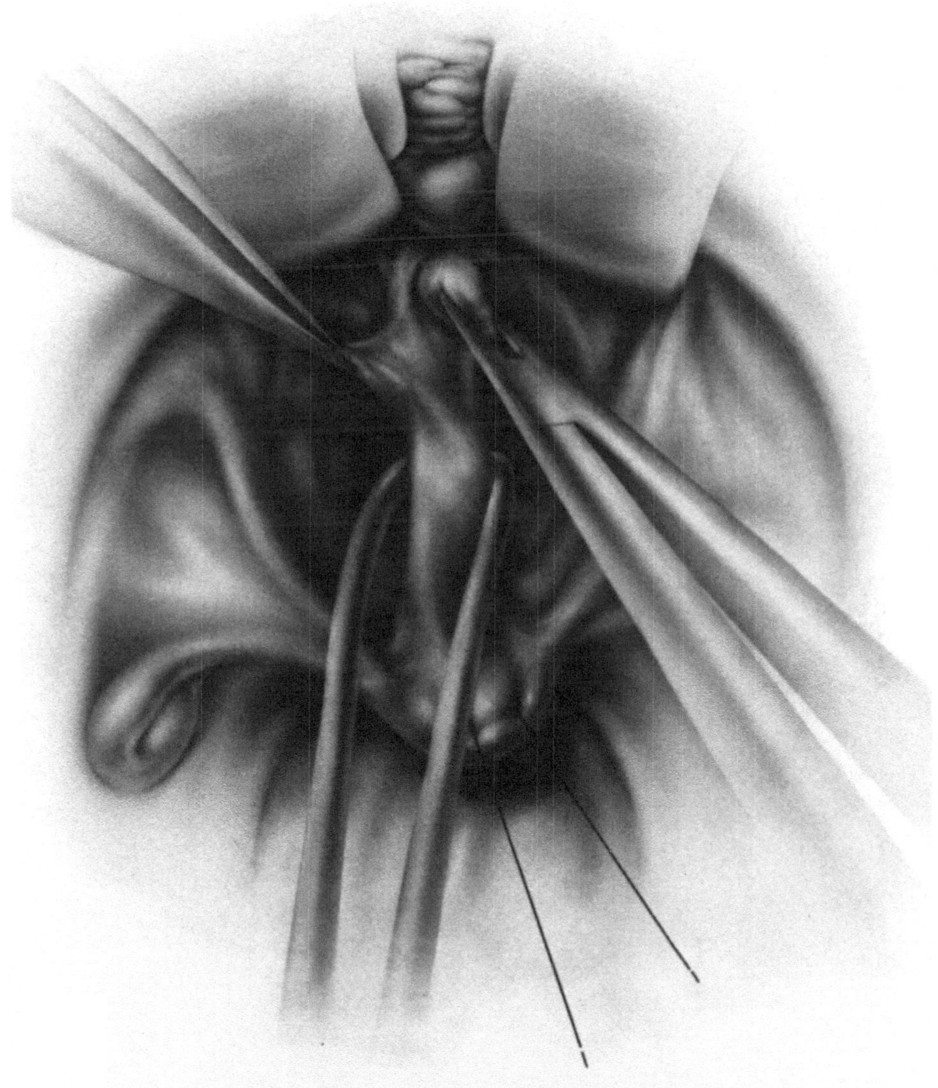

Abb. 12d. Jetzt Präparation, teils stumpf, teils scharf des ventralen und dorsalen Anteils der Vagina unter Anspannen mit dem Haltezügel. Die Präparation geschieht soweit, wie man von der Laparotomie her eine einwandfreie Übersicht hat. Die Beleuchtung des Operationsfelds mit einer Stirnlampe ist hier notwendig. Wenn nicht weiter unter Sicht in die Tiefe präpariert werden kann, wird das Operationsfeld mit einem Bauchtuch versehen, und man wendet sich der perinealen Region zu

Abb. 12e. Links oben: *Schnittführung zur Präparation zweier lateral gestielter, etwa 1–1$^1/_2$ cm, bei größeren Kindern entsprechend breiterer Hautläppchen.* Unten: *Präparation in die Tiefe zwischen Harnröhre – Sinus urogenitalis – und Rektum*

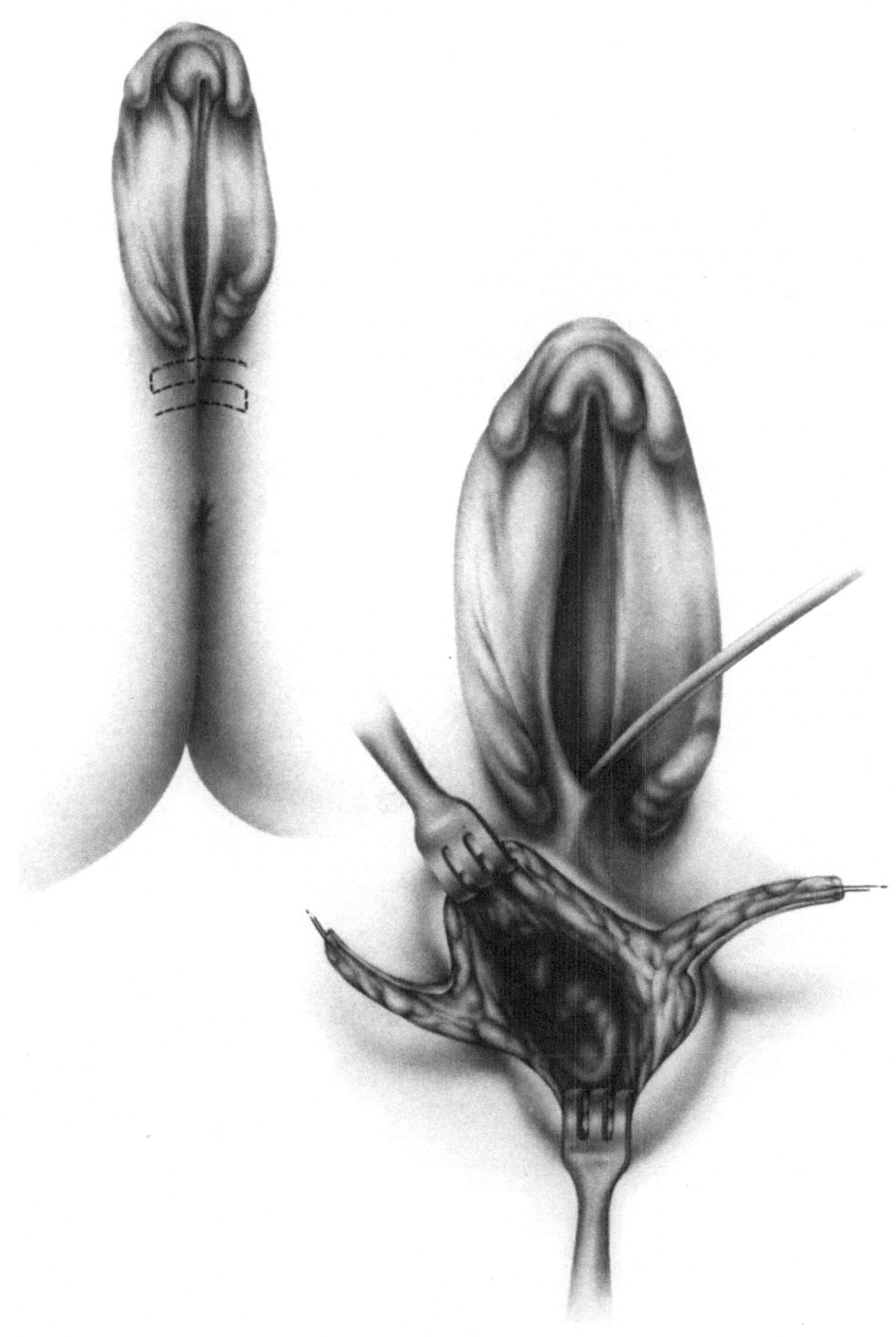

Abb. 12f. Mit einer Kornzange wurde vom perinealen Operationsfeld her in das Abdomen eingegangen, der Haltezügel gefaßt und nach perineal durchgezogen (links). *Unter Zug des Zügels wird nun die Einmündung der Vagina in den Sinus urogenitalis unter Legen von Haltenähten an die Vagina und Verschluß der Harnröhre (Sinus urogenitalis) schrittweise abgetrennt* (rechts unten). *Nahtmaterial 6 × 0 Vicryl*

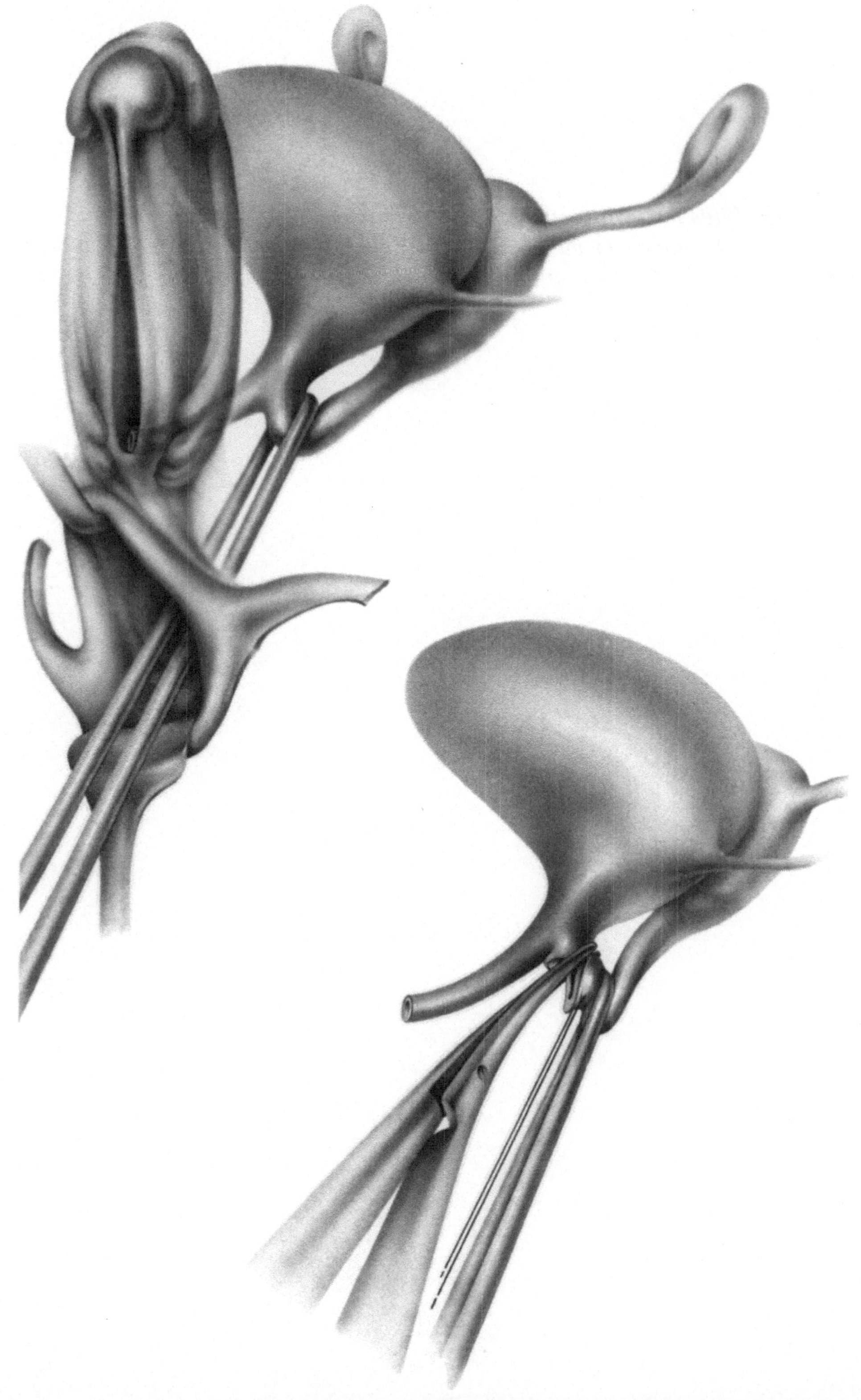

Abb. 12g. Situs nach Abtrennung der Vagina vom Sinus urogenitalis und verschlossener Mündung in die Harnröhre (links). *Die abgetrennte Vagina erscheint im perinealen Operationsfeld, die Mündung in die Harnröhre ist verschlossen* (rechts)

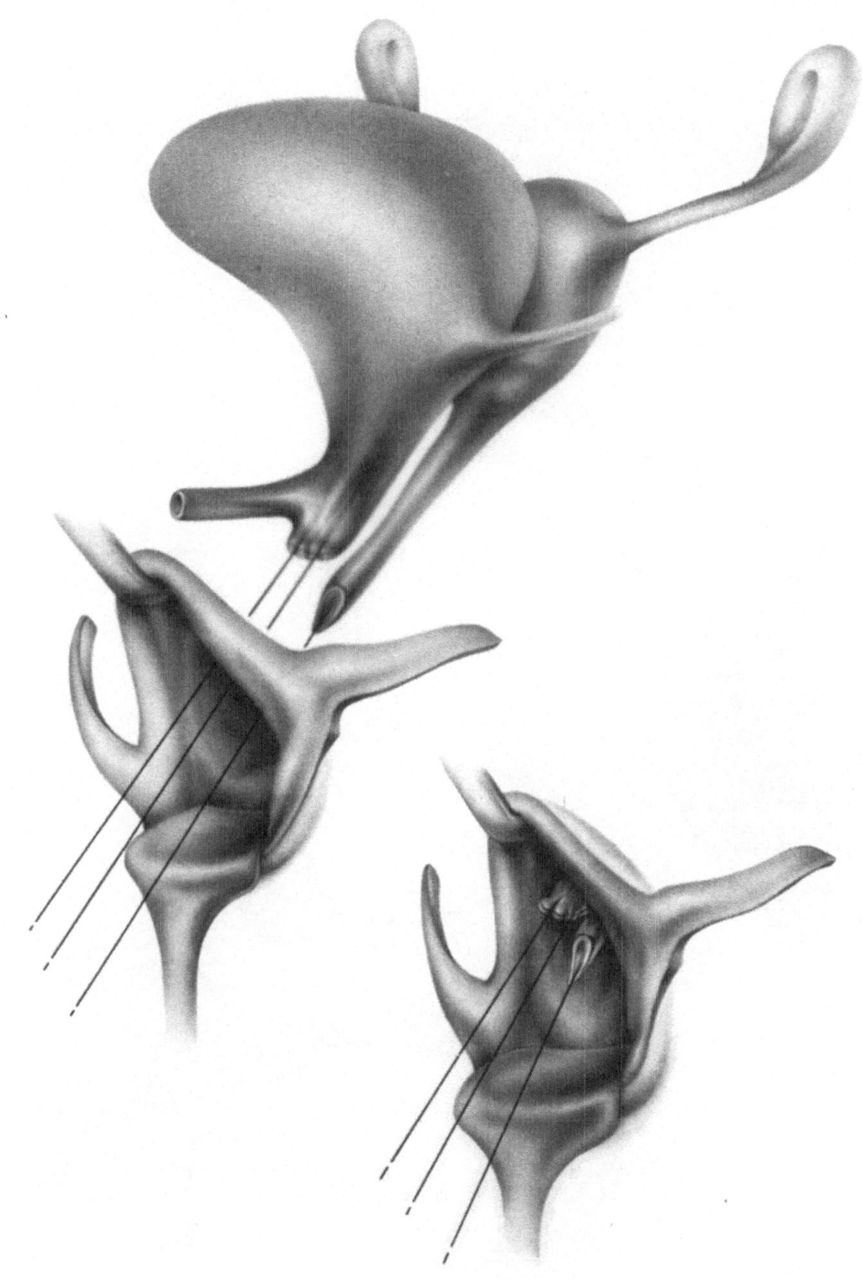

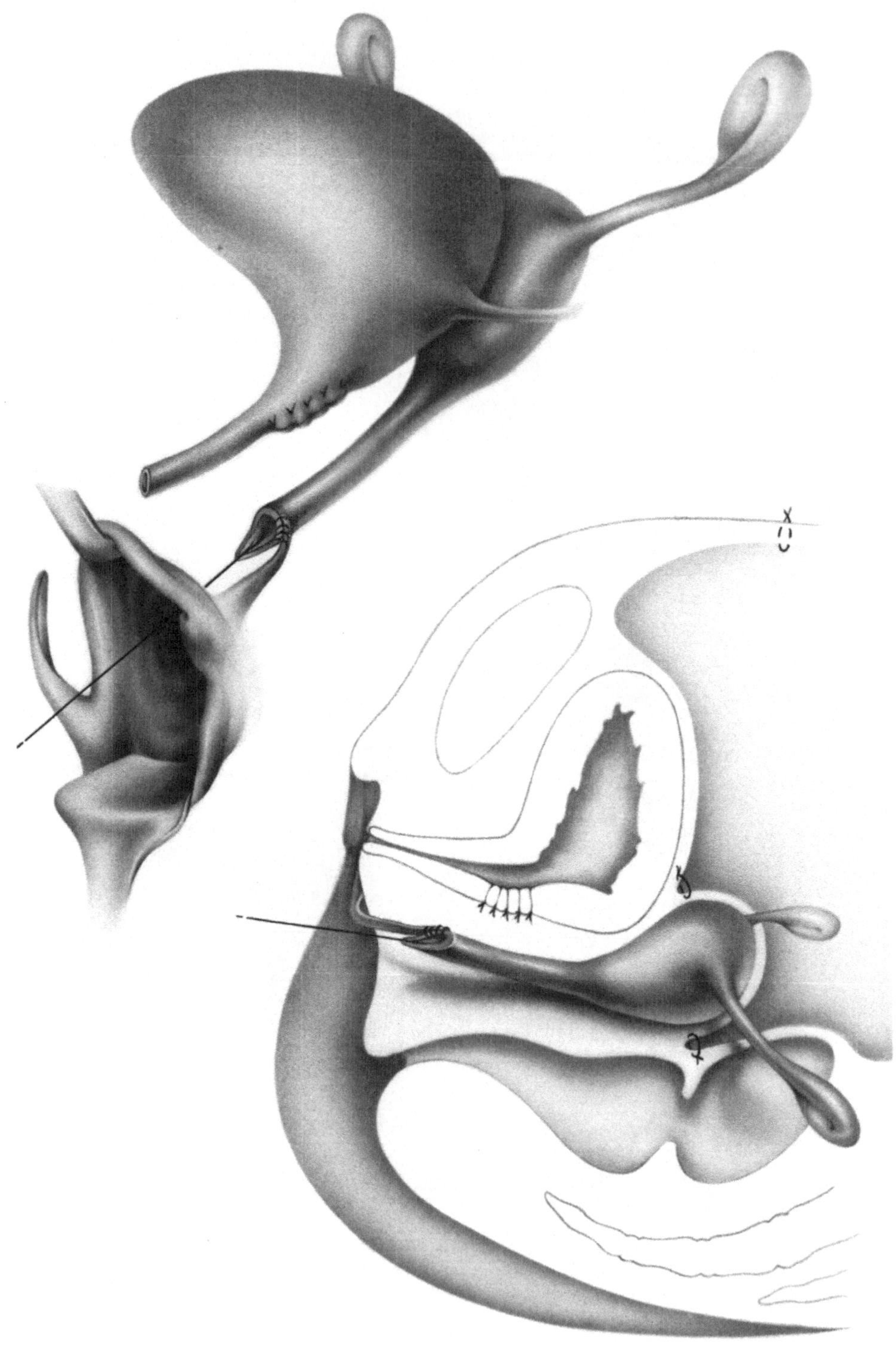

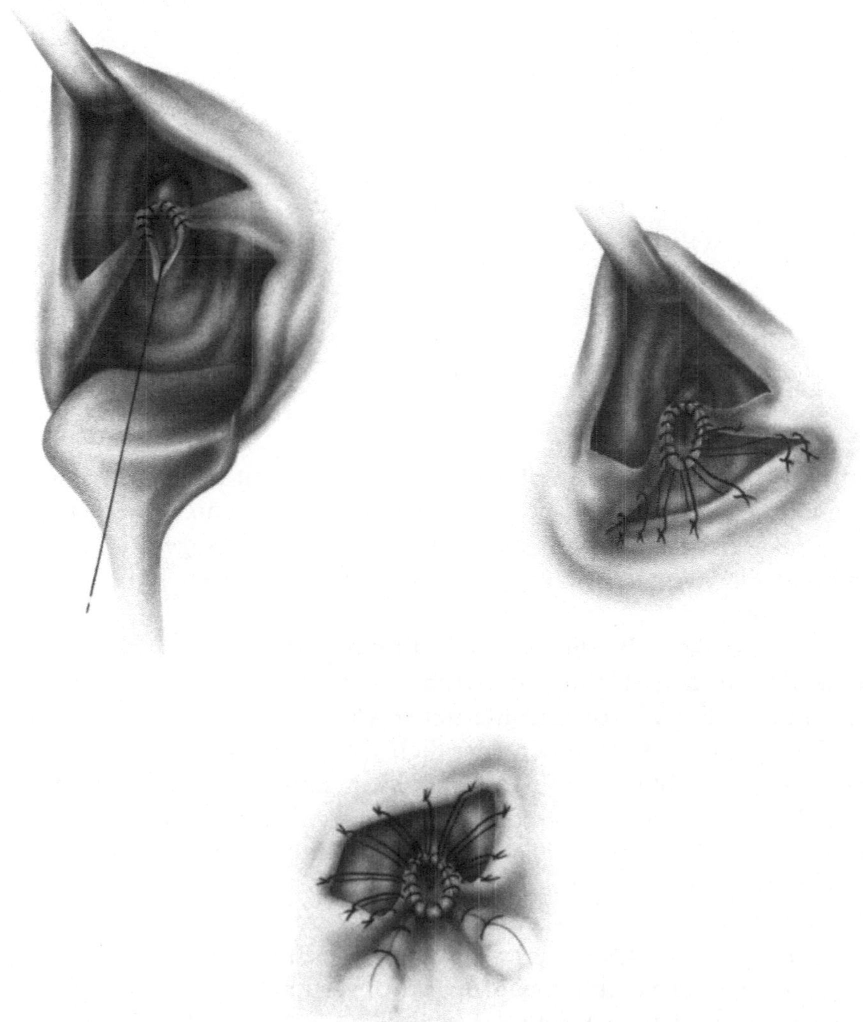

Abb. 12i. Ist die Vagina lang genug, können die Hautläppchen vollkommen zirkulär um die Vaginalmündung herumgelegt und vernäht werden und dann diese wiederum mit den übrigen Wundrändern der perinealen Inzision. Ist das Vaginalrohr zu kurz, wird die Vaginalöffnung lediglich mit 3 oder 4 Nähten mit den mobilisierten Hautläppchen verbunden, die übrigen Wundränder bleiben offen, entsprechend Abb. 13b, c

Abb. 12h. Es werden jetzt die vorher präparierten Dammhautläppchen mit der Vagina anastomosiert. Nahtmaterial 7×0 Vicryl

Vorgehen bei subtotaler Vaginalaplasie

In etwa 5% der Fälle von weiblichen AGS-Patienten kann röntgenologisch und endoskopisch keine Vagina gefunden werden. Wenn sonographisch ein Uterus geortet wird, muß in der Regel bei einem adrenogenitalen Syndrom zumindest eine Vaginalanlage vorhanden sein. In diesen Fällen gehen wir wie folgt vor:

Eröffnung des Abdomens durch Pfannenstiel-Schnitt, Aufsuchen des Uterus, der mit einer Haltenaht versehen wird; dann eröffnet man das Peritoneum in der Excavatio vesicouterina sowie im Douglas-Raum und präpariert die Vagina. Sie ist außerordentlich dünn, so daß das Operieren hier vorsichtig und subtil zu erfolgen hat. Man kann die Vagina ohne Mühe bis in die Region der hinteren Harnröhre verfolgen, wo sie, dieser dicht anliegend, atretisch endet. Die Vagina wird dort abgelöst. Dann operiert man vom Damm her weiter und bildet je ein lateral gestieltes Hautläppchen. Danach wird in die Tiefe präpariert. Ein Blasenkatheter läßt die Harnröhre und ein Finger im Rektum dieses eindeutig identifizieren, so daß beide nicht verletzt werden. Die abdominelle Operationsgruppe markiert mit einem Präpariertupfer den tiefsten Punkt der bisherigen abdominellen Operation. Dieser Tupfer ist von Perineal her gut zu fühlen. Nachdem perineales und abdominelles Operationsfeld miteinander verbunden wurden, legt die abdominelle Operationsgruppe an den Uterus 2 Haltefäden an (Abb.13). Haltefäden an dem meist nur hauchdünnen Vaginalrohr reißen in der Regel aus. Sind die Haltefäden gelegt, führt die perineale Operationsgruppe eine Kornzange in das Abdomen, faßt die Haltefäden und führt Uterus und Vagina in das Blickfeld des perinealen Zugangs. Nunmehr werden die vorher präparierten perinealen Hautläppchen der Vaginalmündung entgegengebracht und mit 7 × 0-Vicrylnähten adaptiert. Wegen der außerordentlichen Feinheit der Vaginalwand und der Schwierigkeit, in der Tiefe des perinealen Operationsfelds exakte Nähte zu legen, gelang es bei 2 Patienten, jeweils nur mit einer Naht das perineale Läppchen mit der Vagina zu adaptieren. In jedem Fall wird nach der Naht zwischen Vagina und Hautläppchen ein Sperrdrain in die Vagina eingelegt. Wenn nur eine schmale Epithelbrücke zwischen Vagina und Damm gebildet werden kann, kommt es zu einer baldigen vollständigen Epithelisierung des Vaginalrohrs, ähnlich wie wir das von der Harnröhrenplastik nach Denis Browne her kennen. Mit dieser Technik haben wir bei 7 Patienten 6mal ein einwandfreies Ergebnis erzielt, die beiden Scheiden wachsen störungsfrei mit. Nur in einem Fall kam es zu einer Obliteration der distalen Vagina, weil hier die Eltern den Platzhaltedrain entfernt hatten.

Die Patienten, die wir wegen einer partiellen Vaginalaplasie behandelten, waren zum Operationszeitpunkt 15–36 Monate, ein Kind bereits 8 Jahre alt. Bei 7 Kindern konnte ein einwandfreies Wachstum des Vaginalkanals beobachtet werden.

Die bisher üblichen und von Gynäkologen angegebenen Techniken des Vaginalersatzes – McIndoe u. Banister (1938), Wharton (1938), Counseller (1948) sowie Cali u. Pratt (1968) – gelten offensichtlich ausschließlich für Patienten mit einer totalen Vaginalaplasie, während wir es in unserem Krankengut mit partiellen Vaginalaplasien zu tun hatten, bei denen es jeweils gelang, eine Verbindung zwischen der Restvagina und einem präparierten Dammhautlappen herzustellen. Die Ansicht der Gynäkologen, eine Vaginalplastik erst dann vorzunehmen, wenn eine regelmäßige Kohabitation erwünscht ist und vorgenommen werden kann, trifft für das von uns operierte Krankengut nicht zu. Studiert man das alte Schrifttum bei Vaginalplastiken, so findet man eine Arbeit des Chirurgen Kirschner und des Gynäkologen Wagner (1930), seinerzeit beide in Tübingen, die bei totalen Vaginalaplasien Neovaginen nach Präparation eines entsprechenden Wundkanals mit einem großen Thiersch-Lappen bildeten, der über eine Schwammprothese gelegt und in das präparierte Wundgebiet eingeführt wurde. Kirschner schreibt, daß dann, wenn das Wundgebiet vollständig von Haut bedeckt und die Wundränder exakt adaptiert sind, sich keine postoperativen Schrumpfungen einstellen und belegt dies in seiner Arbeit.

Da bei unseren Patienten mit partieller Vaginalaplasie die Harnröhre (Sinus urogenitalis) in jedem Fall in Glansnähe mündete, entsprechend der Einteilung nach Prader IV, war hier eine Meatotomie notwendig, weil beim Wasserlassen nach Korrektur der hypertrophen Klitoris der Harnstrahl nicht wie üblich nach kaudal, sondern nach kranial hin gerichtet ist. Technisch sind wir so vorgegangen, daß nach Einführen einer feinen Rillensonde in die distale Harnröhre der Meatus mit einem Scherenschlag etwa 1 cm eingeschnitten und der Epithelrand der Harnröhre dann mit der Haut vernäht wurde (Vicrylnähte). Das Wasserlassen war nunmehr in der für weibliche Individuen üblichen sitzenden Position einwandfrei möglich.

Abb. 13a. Vagina und Uterus bei der partiellen Vaginalaplasie sind von abdominal her mobilisiert (entsprechend Abb. 12a und b). Von der perinealen Operationsregion her wurde eine Kornzange in das Abdomen eingeführt und die Haltefäden, die am Corpus uteri (und nicht an der Vagina!) angelegt wurden, nach perineal durchgezogen und die Vagina in das perineale Blickfeld gebracht

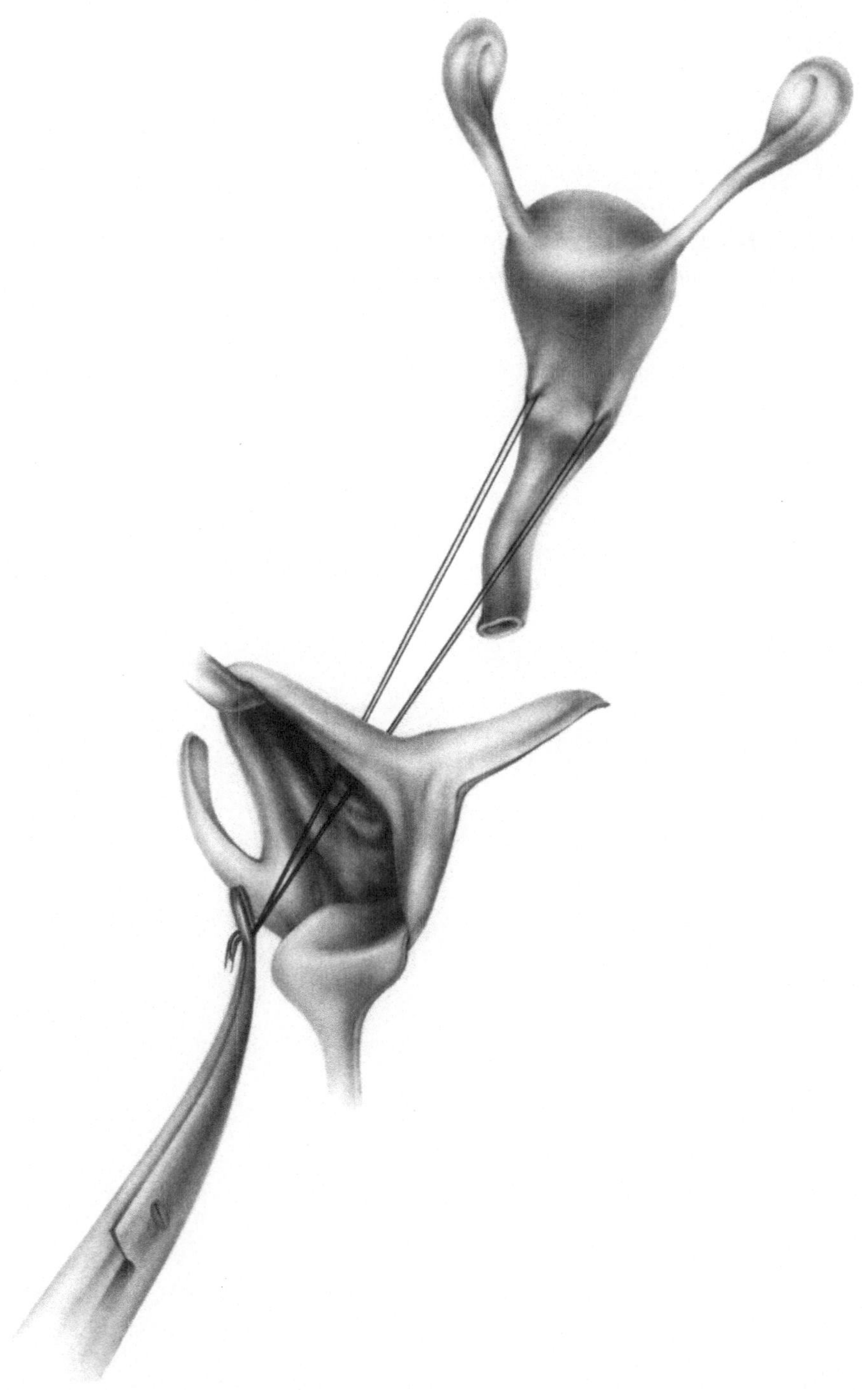

Abb. 13b. Die perinealen Hautläppchen werden jetzt mit der Vagina verbunden und ein Platzhaltedrain in die Vagina eingelegt

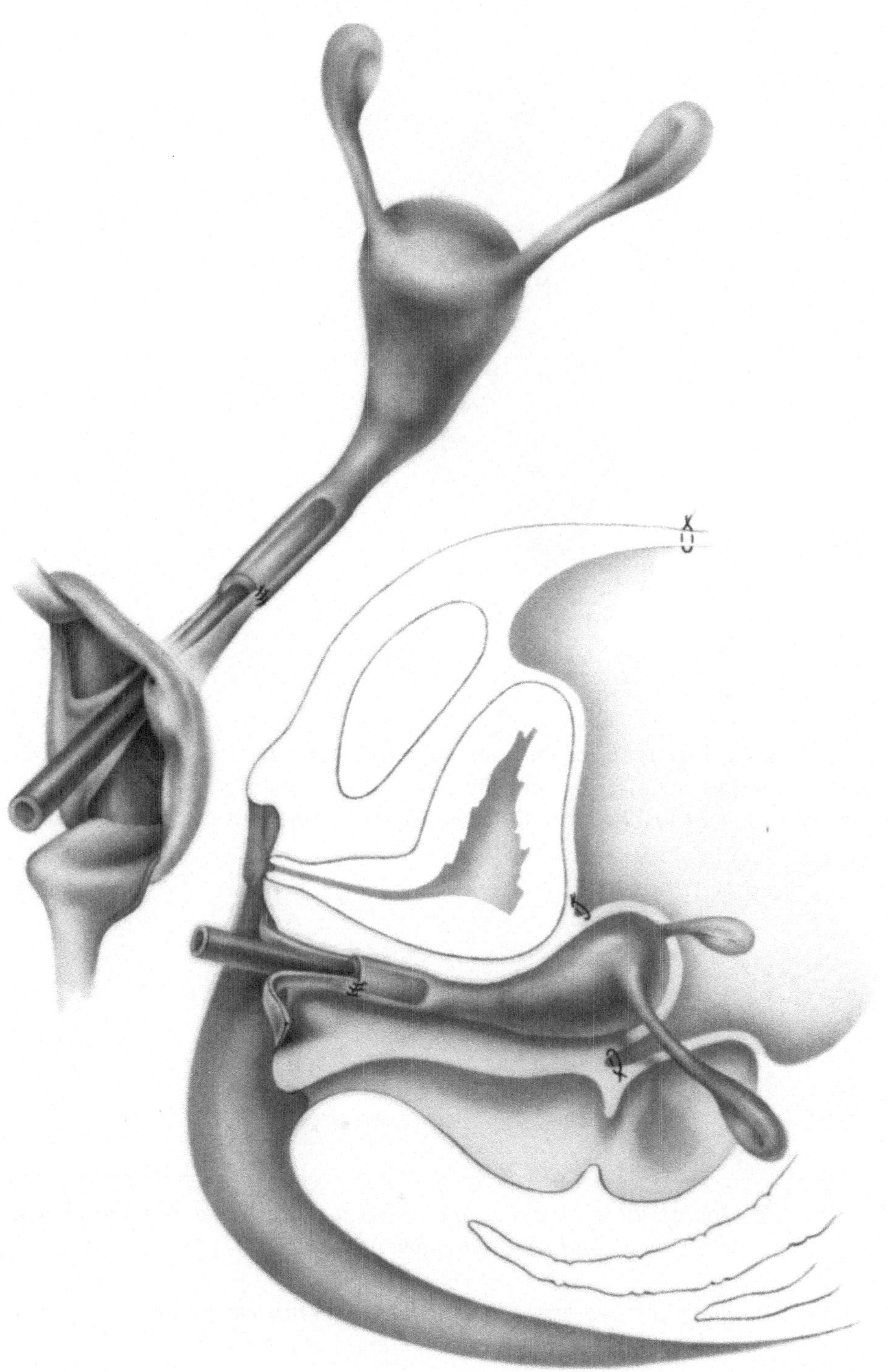

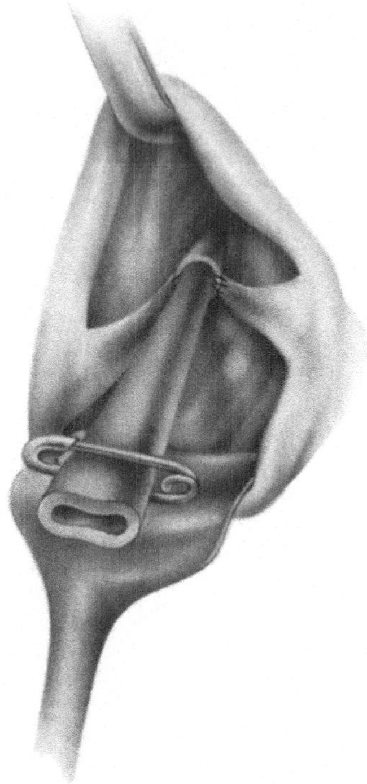

Abb. 13c. Blick von perineal auf das Operationsfeld, wie in Abb. 13b in Schnittdarstellung. Ist die Vagina sehr kurz, werden die übrigen Wundränder nicht versorgt, der Weichteilkanal epithelisiert sich in wenigen Wochen vollständig.

→

Abb. 13d. 18 Monate altes Mädchen mit AGS und partieller Vaginalaplasie und klitorishypertrophie

Abb. 13e. Mündung der Urethra, Sinus urogenitalis mit einer Sonde markiert. Fehlbildungsgrad des äußeren Genitales: Prader IV

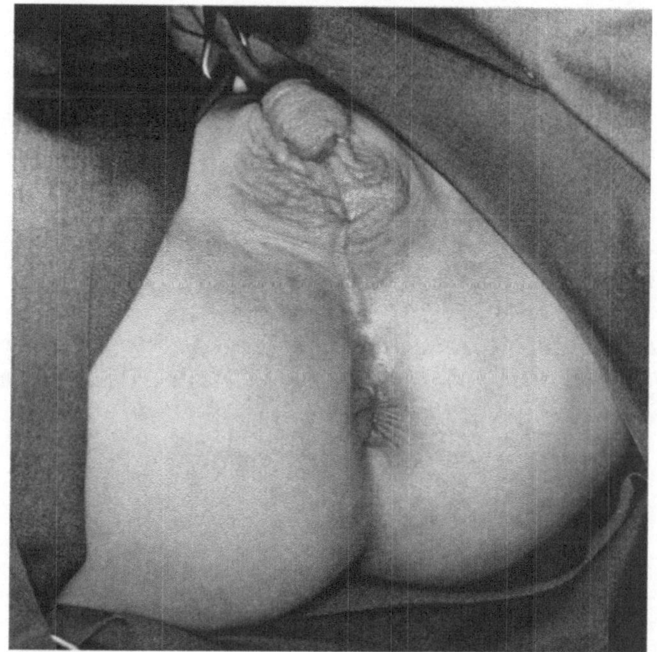

d

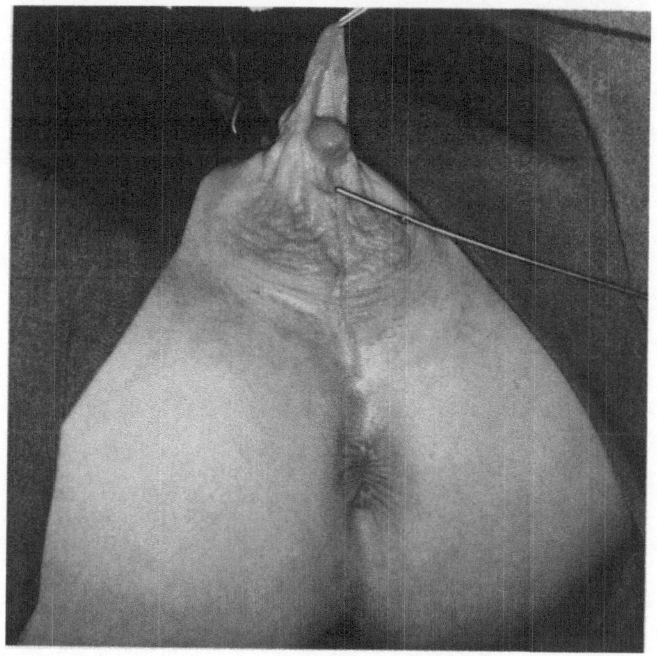

e

Abb. 13f. Status nach abdominoperinealer vaginaler Durchzugsoperation, entsprechend Abb. 12 und 13, mit liegendem Sperrdrain

Abb. 13g. Status nach Klitorisverlagerung und Plastik der kleinen Labien, entsprechend Abb. 9. Die kleinen Labien werden mit Pinzetten nach lateral gehalten

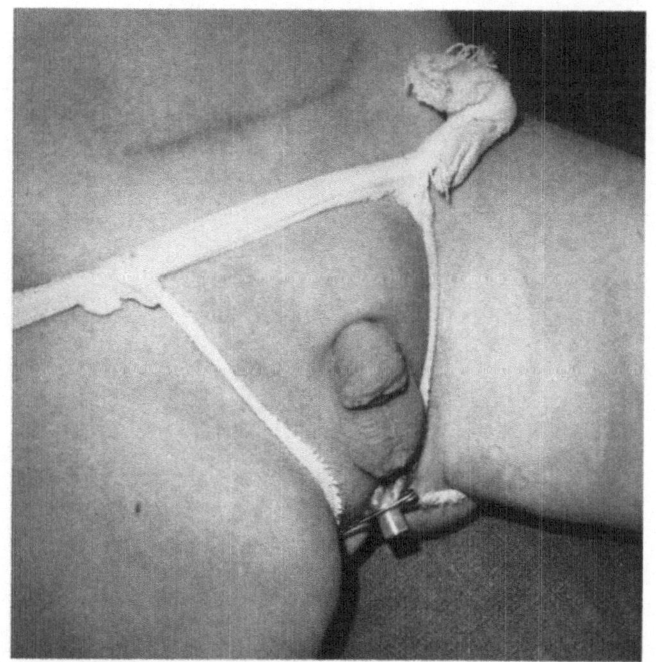

f

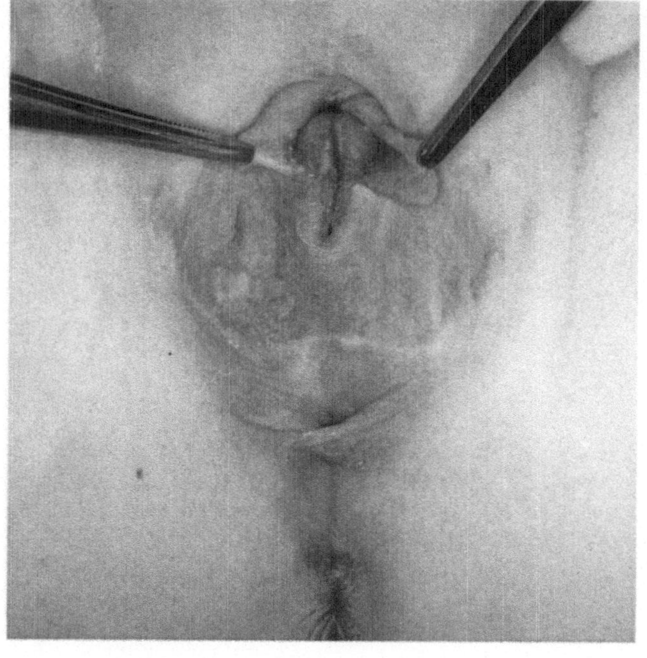

g

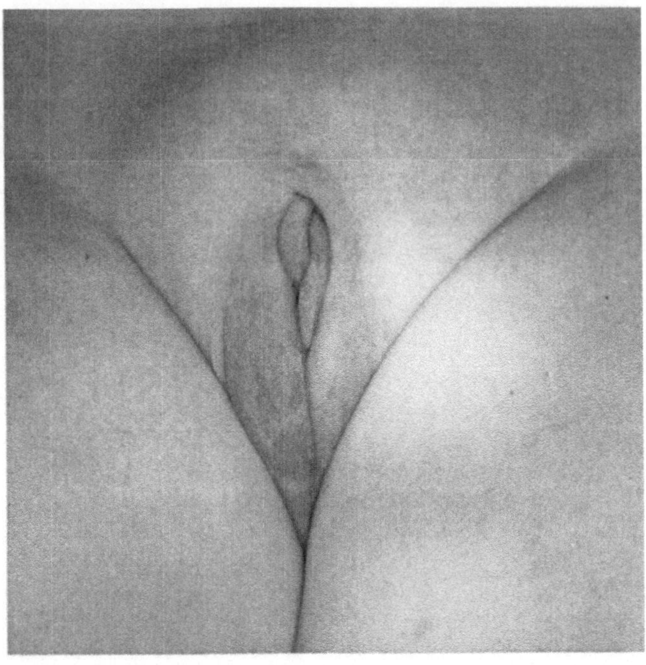

Abb. 13h. Ansicht des äußeren Genitales bei geschlossenen Beinen, die kleinen Labien bedecken gut die Glans clitoris

Korrektur des Hydrometrokolpos, bedingt durch Hymenalatresie oder Vaginalatresie

Eine Hymenalatresie sollte eigentlich bei der Routineinspektion jedes Neugeborenen bereits erkannt werden. Leider werden diese Kinder erst unter der Diagnose „Tumor in abdomine" im Säuglings- oder Kleinkindsalter, gelegentlich auch erst bei Beginn der Pubertät, kombiniert mit intermittierenden Leibschmerzen, auffällig. Die Inspektion läßt dann bei einem Hymenalverschluß das Hymen prall elastisch sich vorwölbend erkennen. Die Exzision des Hymens mit Naht der Wundränder – 6 oder 7×0 Vicryl – ist die Methode der Wahl (Abb. 14). Bei Vaginalatresien kann durch Sondierung der Vagina, evtl. kombiniert mit einer sonographischen Untersuchung die Diagnose geklärt und die Höhe der Atresie aufgezeigt werden, gelegentlich wird bei einer etwas oberflächlichen Untersuchung der Scheidenverschluß übersehen, so daß unter der Verdachtsdiagnose „Tumor im kleinen Becken" operiert wird und erst nach Eröffnung des Abdomens die wahre Diagnose eines Hydrometrokolpos gestellt wird. Zur operativen Korrektur hat sich bei uns folgendes Vorgehen bewährt (Abb. 15):

Ist der distale Anteil der Vagina bis zu 1 cm atretisch, wird nach Eröffnung des ballonartig stark erweiterten Uterus oder des intraabdominellen Anteils der Vagina eine kleine Kornzange nach kaudal vorgeschoben, im Bereich der Vulva präpariert und der tiefste atretische Vaginalpol eröffnet. Die Kornzange wird dann weiter nach unten vorgeschoben, sie faßt einen Sperrdrain und zieht diesen nach kranial, wo er entweder im oberen Vaginalpol oder im Uterus zu liegen kommt.

Ist die Distanz zwischen dem Perineum und der atrestischen Vagina sehr groß, werden zwei Dammhautlappen wie in Abb. 12 gebildet und mit der Vagina verbunden.

Wir haben die Erfahrung gemacht, daß es innerhalb einiger Wochen zur vollständigen Epithelisierung des Wundgebiets kommt und daß der ehemals atretische Teil der Vagina nicht schrumpft, sondern einwandfrei mitwächst (Abb. 16).

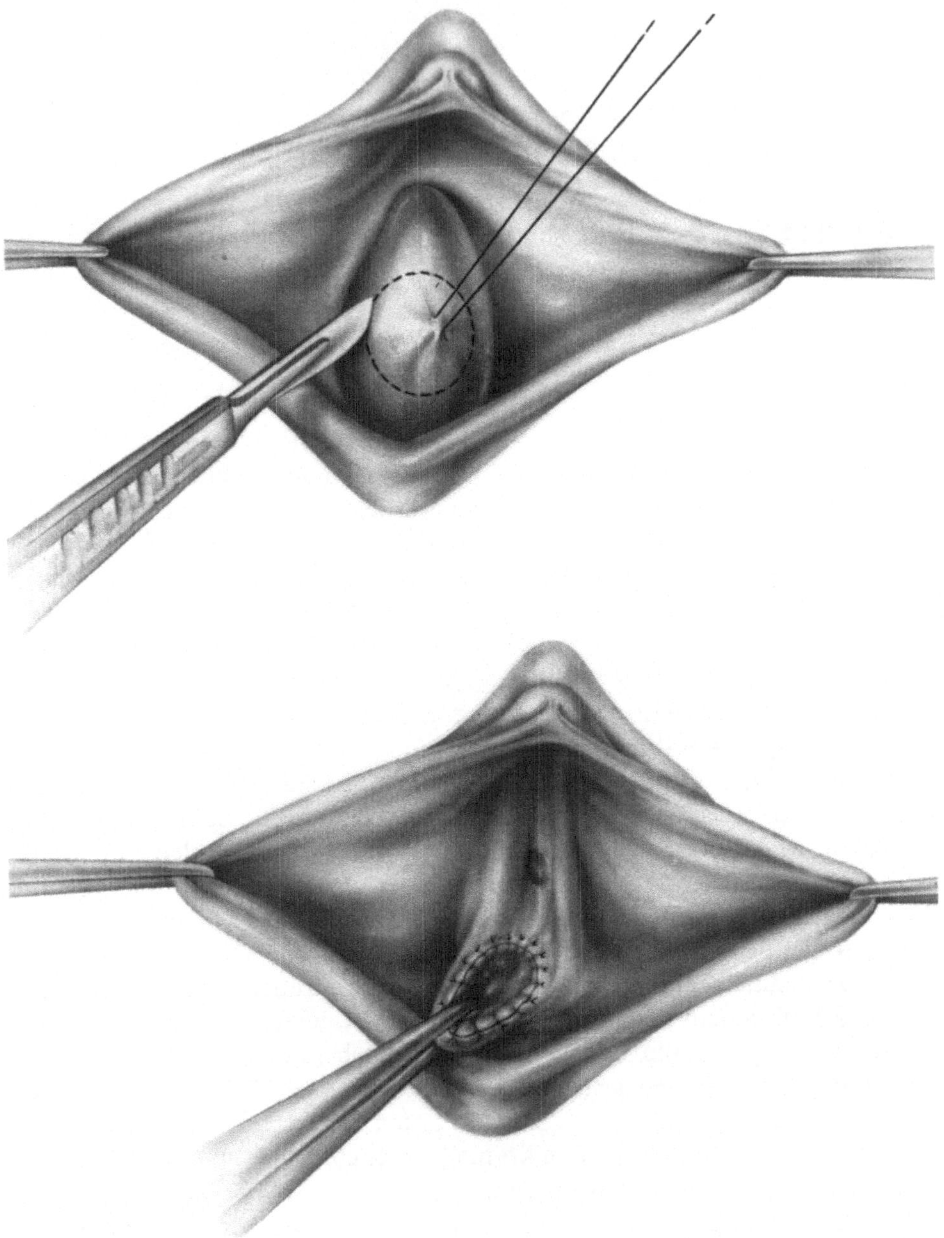

Abb. 14a. Zur Korrektur des kompletten Hymenalverschlusses wird eine Haltenaht im Zentrum des Hymens angelegt, ein rundes Hymenalsegment exzidiert und dann das Vaginalepithel mit dem Vulvaepithel durch Rückstichnähte verschlossen. Nahtmaterial 7×0 Vicryl. Die Vagina wird dann mit einem Sofra-Tüll-Streifen für 3 Tage tamponiert

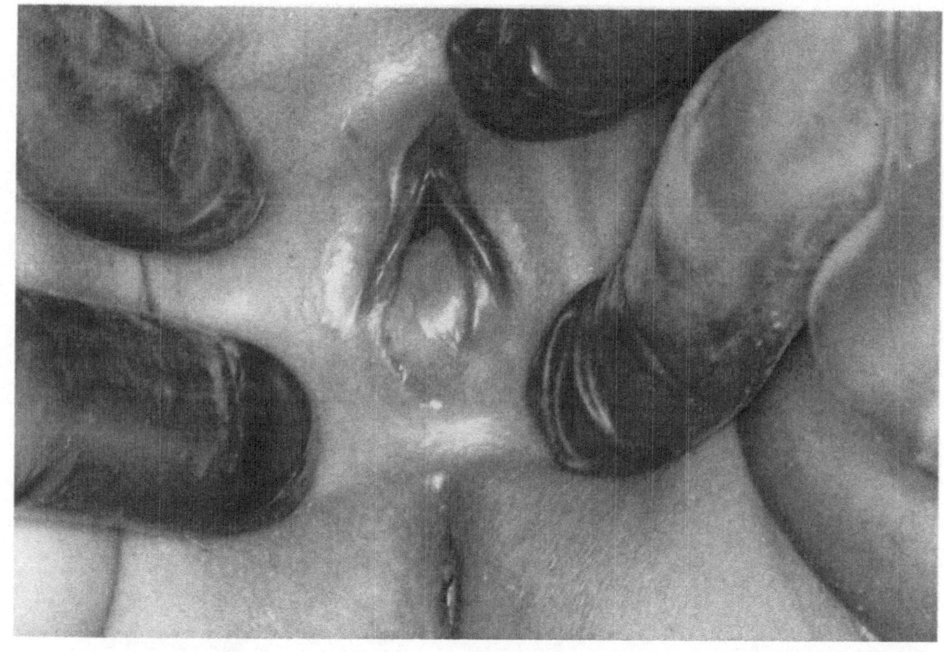

Abb. 14b. 1 Monat altes Mädchen mit Hymenalatresie und Hydrometrokolpos

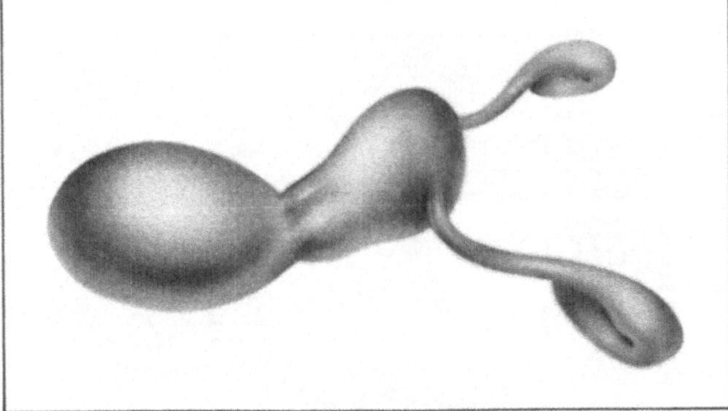

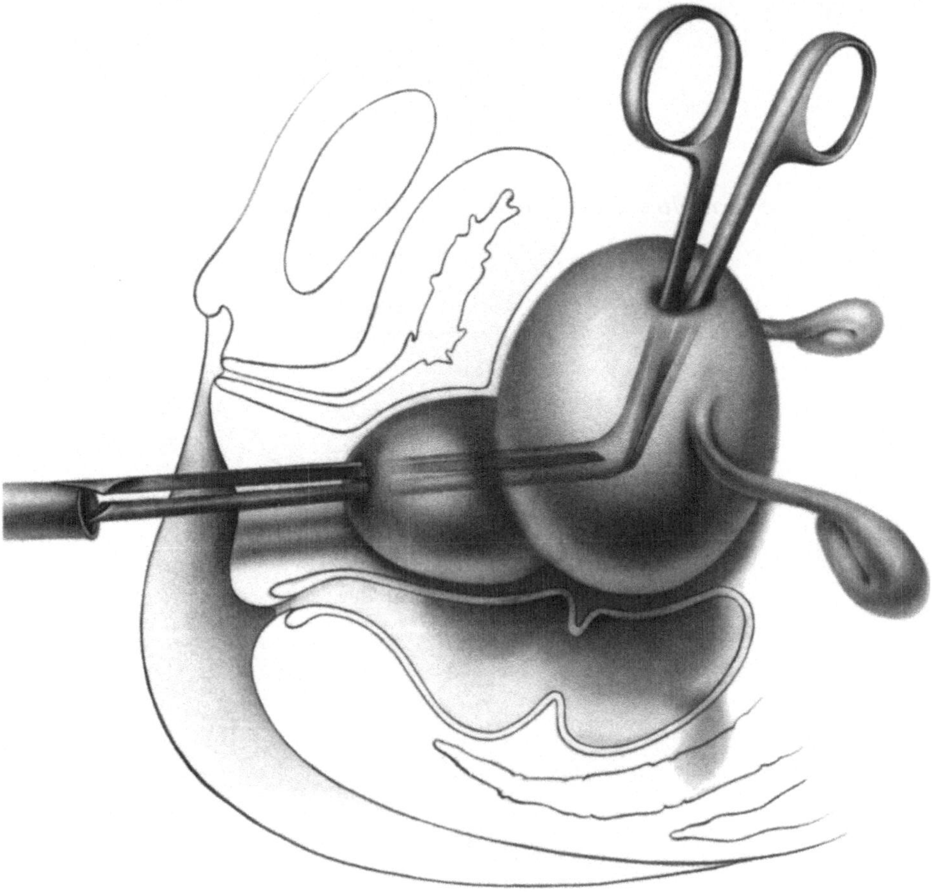

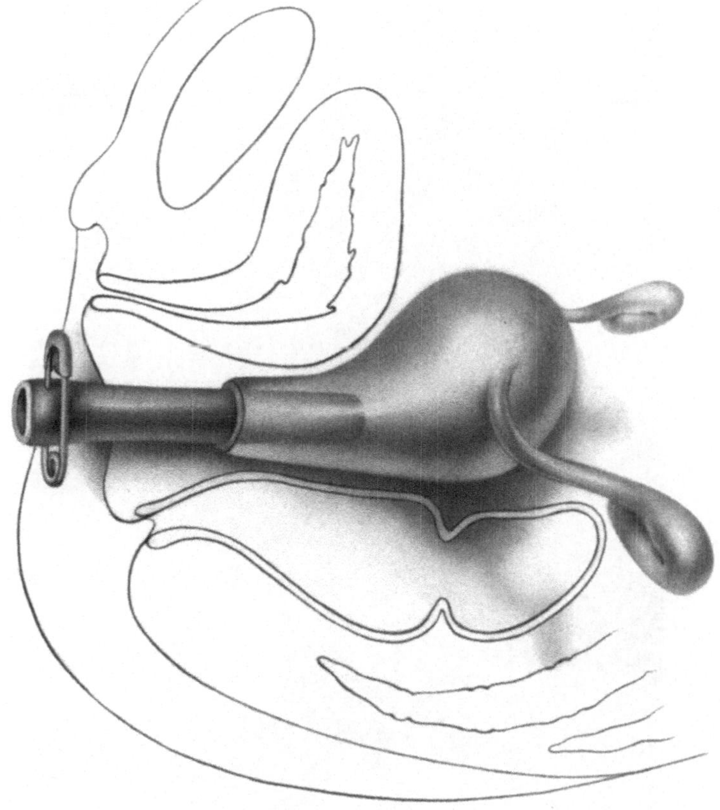

Abb. 15b. Der Sperrdrain in situ. Es kommt nun in einigen Wochen zur vollständigen Epithelisierung mit Vaginalepithel längs des Sperrdrains. Diese Neovagina wächst mit, wie wir mehrfach beobachten konnten

←

Abb. 15a. Zur Korrektur eines Hydrometrokolpos wird nach der Laparotomie der ballonartig erweiterte Uterus eröffnet und der Inhalt abgesaugt; dann wird, nach perinealer Inzision, mit einer gebogenen Kornzange vom Uterus her der tiefste Punkt der Vagina perforiert, die Kornzange zur perinealen Inzision herausgeführt und ein Sperrdrain gefaßt, der in die Vagina gelegt wird

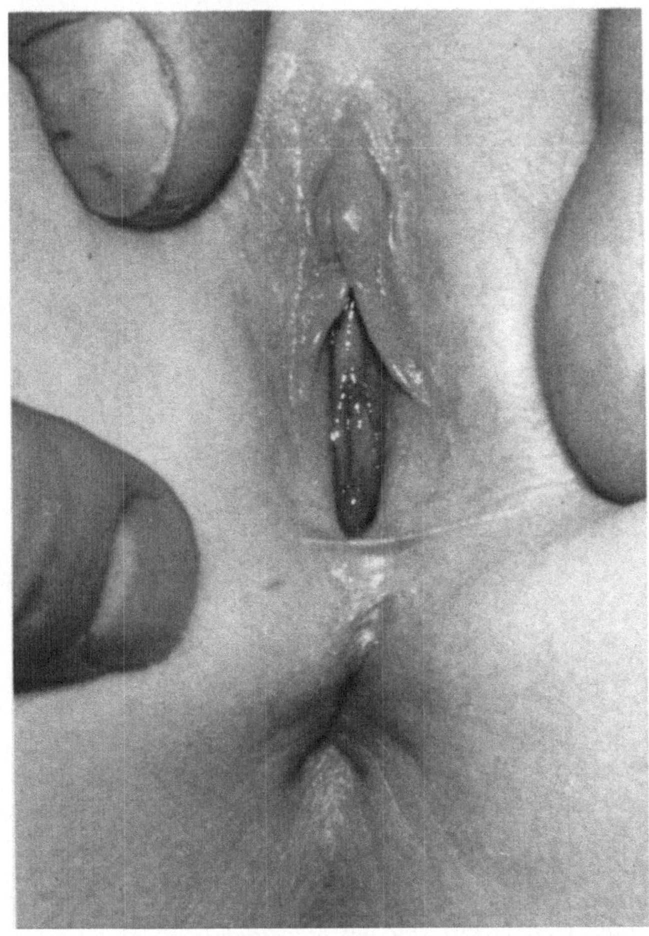

a

Abb. 16a, b. Jetzt 6jähriges Mädchen nach operativer Korrektur einer distalen kurzstreckigen Vaginalaplasie und Hydrometrokolpos. a Normaler Aspekt des Introitus vaginae. b Einführung eines Hegar-Stifts Nr. 10 ohne Schwierigkeit. Die Vagina wächst einwandfrei mit

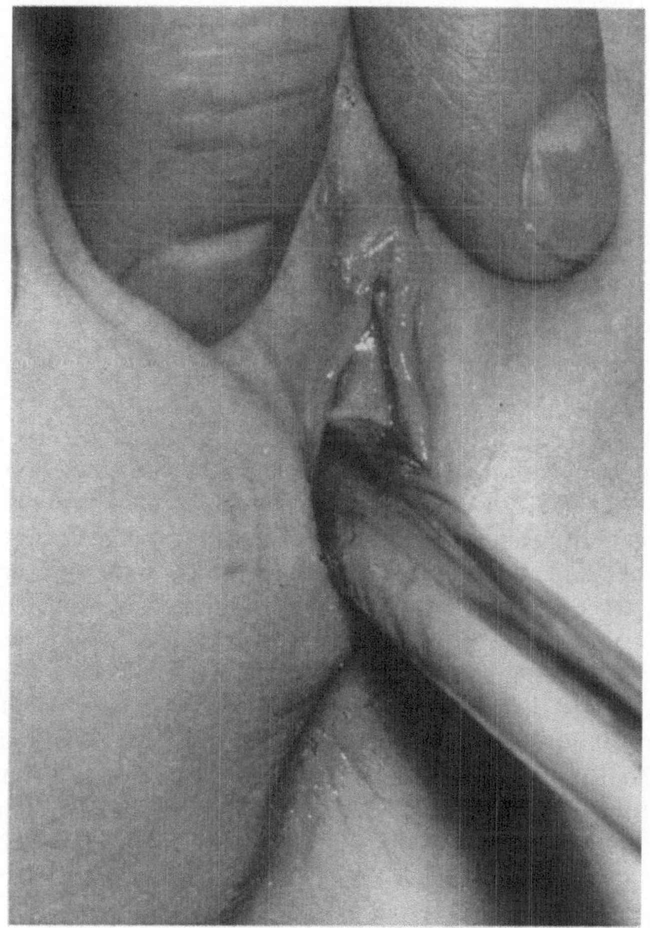

b

Synechie der kleinen Labien

Die Synechie der kleinen Labien wird gelegentlich mit der Hymenalatresie verwechselt. Meistens handelt es sich um Verklebungen bei sog. Windeldermatitiden, die in der Regel leicht mit einer anatomischen Pinzette oder einer Sonde zu lösen sind. Entsprechende Anogenitalhygiene und eine 1wöchige Behandlung der Vulva mit einer Progynonsalbe verhindern meist ein Rezidiv.

Neben den Verklebungen werden aber auch echte Verwachsungen beobachtet (Abb. 17). In die Verwachsungen wird der kraniale Anteil der kleinen Labien nie mit einbezogen. Von dieser „Öffnung" aus wird zur korrektur eine feine Rillensonde eingeführt, die kleinen Labien werden scharf getrennt und die Inzisionsränder jeder Labie – Vulvaepithel und Hautepithel – mit 7 × 0 Vicrylnähten vernäht und die Wundränder mit Bucrylatkleber versorgt. Die Heilung ist stets einwandfrei.

⟶

Abb. 17. Zur Korrektur der total verwachsenen kleinen Labien wird eine Rillensonde eingeführt, über die Rillensonde inzidiert und dann die Wundränder – Vulvaepithel mit Haut – durch Rückstichnähte verschlossen (7 × 0 Vicryl)

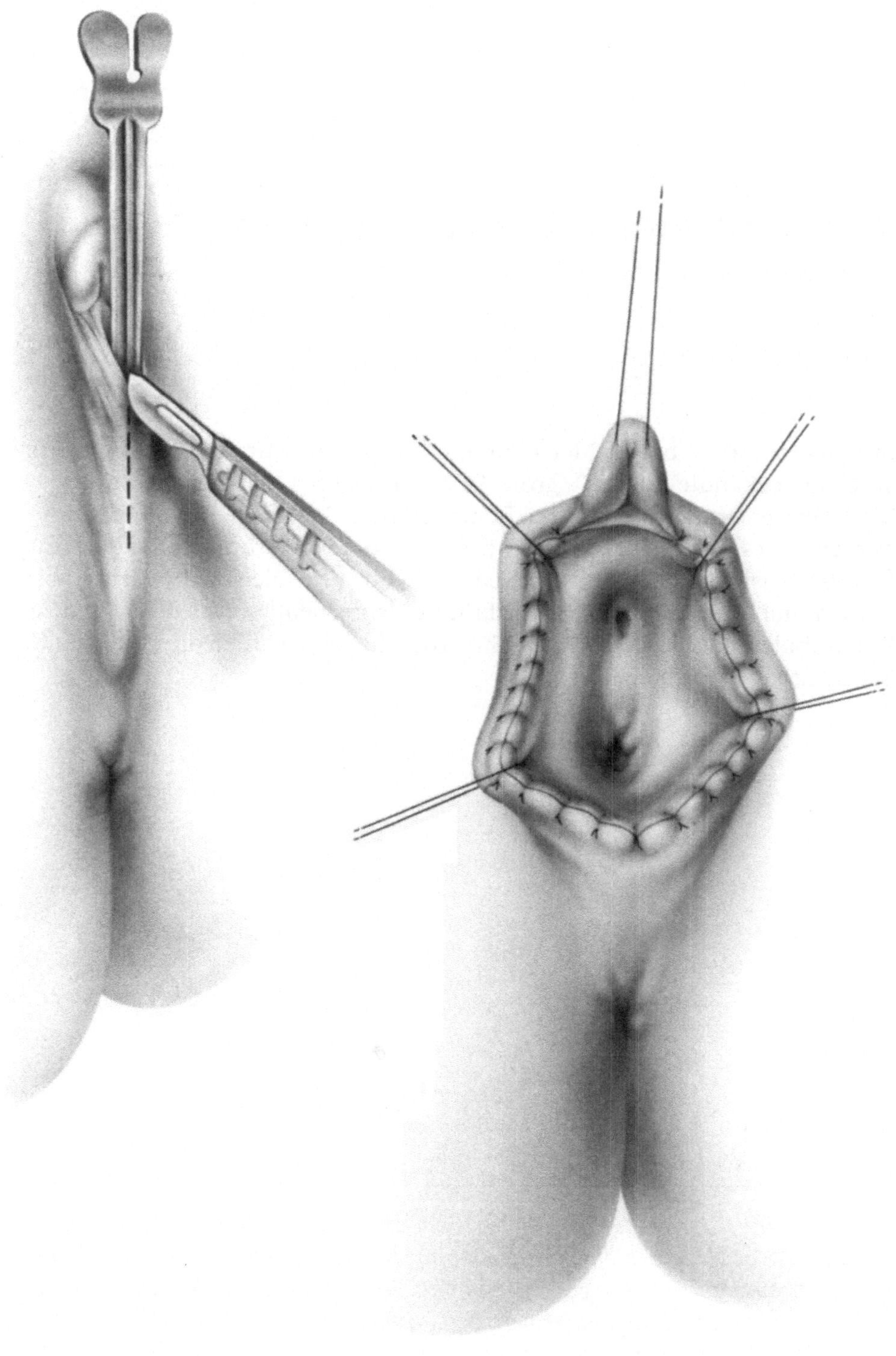

Korrektur der Hypertrophie der kleinen Labien

In seltenen Fällen beobachtet man auch in unseren Breiten eine in Afrika durchaus bekannte und z.T. groteske Hypertrophie der kleinen Labien bei Mädchen im Präpubertäts- oder Pubertätsalter. Es soll hier nicht diskutiert werden, ob es sich um sekundäre oder primäre Hypertrophien handelt. Eine Korrektur ist in jedem Fall notwendig (Abb. 18). Die übergroßen Labien werden mit Moskitoklemmen gefaßt, entsprechend verkleinert und die Wundränder mit 7 × 0 Vicryl vernäht. Anschließend werden die Wundränder mit Bucrylatkleber beschickt.

Abb. 18a. Zur Korrektur der hypertophen kleinen Labien – Hottentottenschürze – werden die kleinen Labien mit Klemmen und Haltefäden gefaßt, der überschüssige Anteil abgetragen und die Wundränder nach sofortiger Blutstillung miteinander vernäht. Nahtmaterial 7 × 0 Vicryl

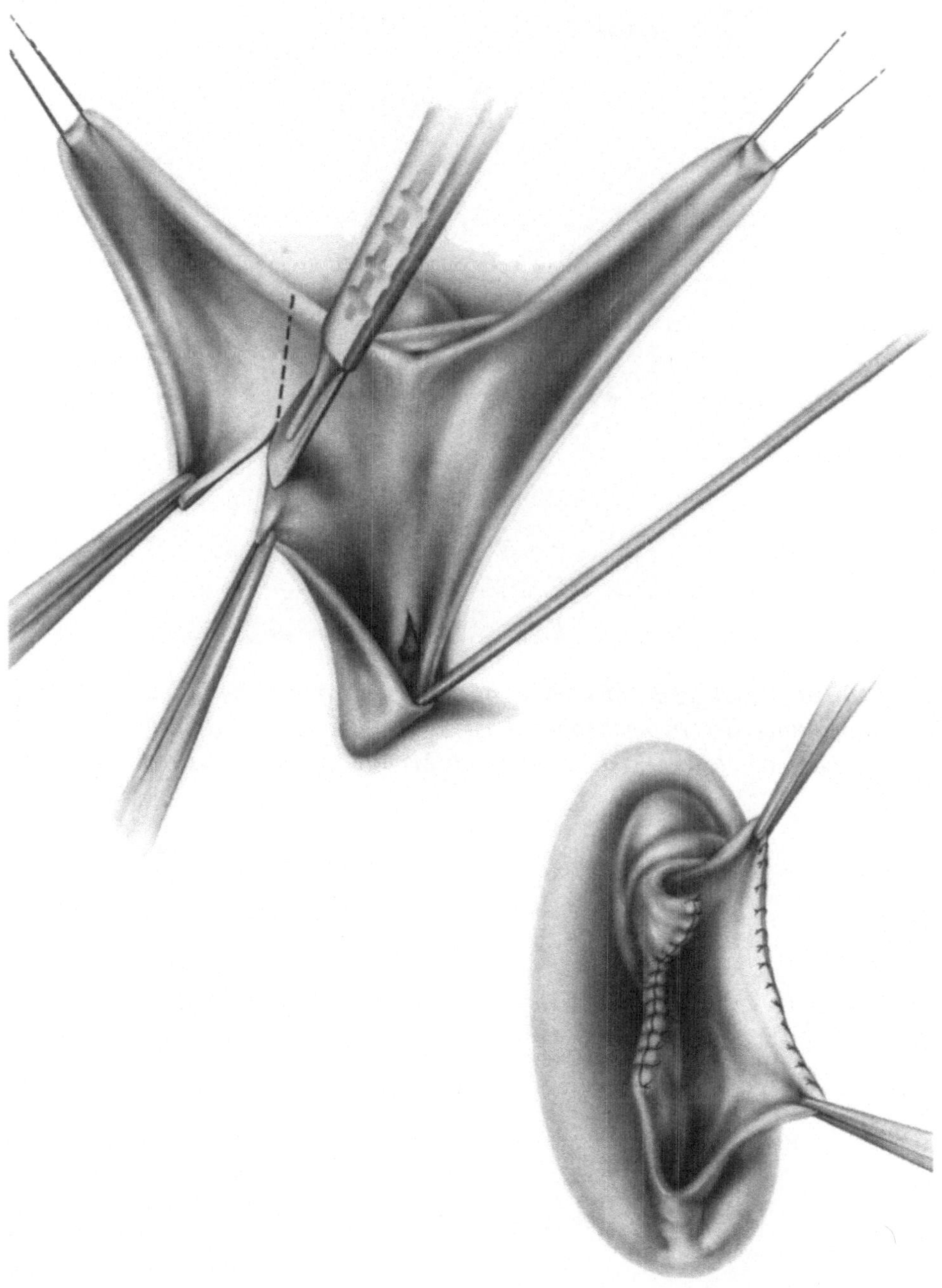

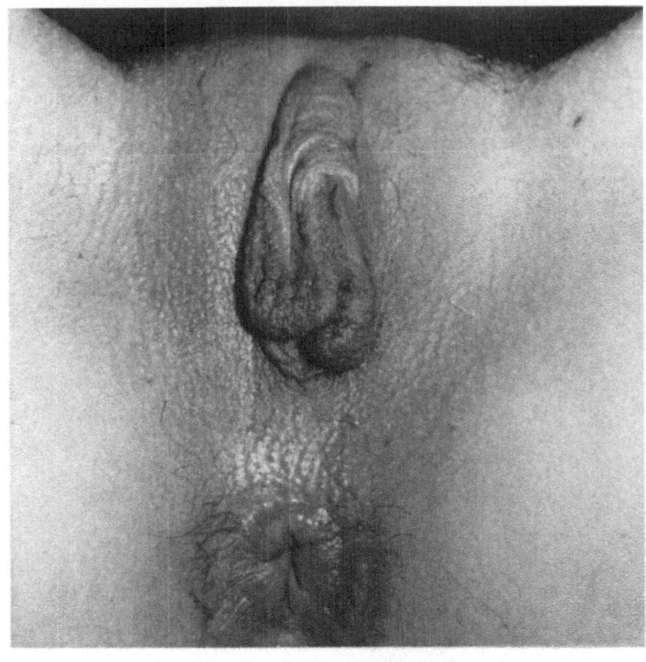

b

Abb. 18b–d. 13jähriges Mädchen mit Hypertrophie der kleinen Labien. (c) Entfaltung der hypertrophen kleinen Labien (die Patientin ist in (a) und (b) rasiert). (d) Patientin 6 Monate nach der Operation

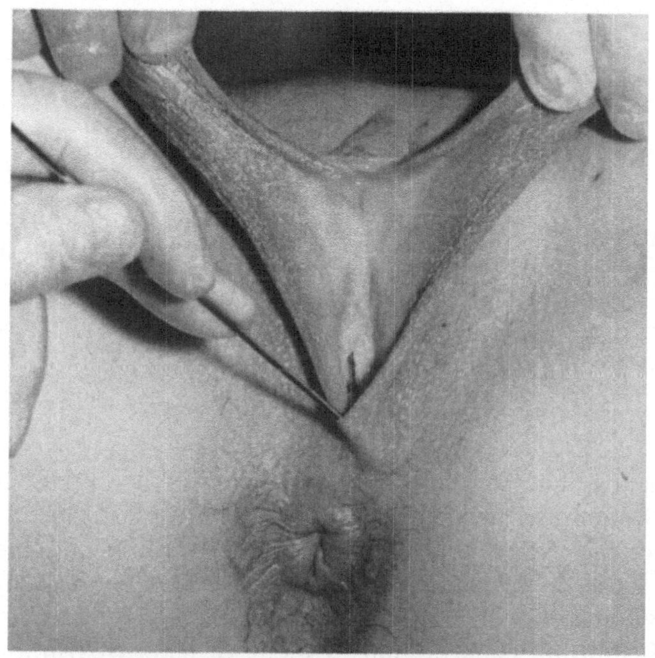

c

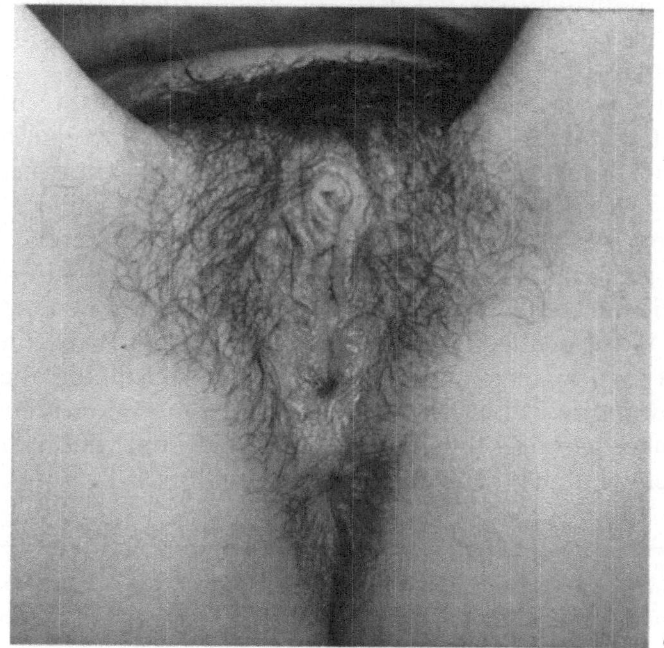

d

Operative Erweiterung eines geschrumpften Vaginaleingangs

Wenn auch sehr selten, so kann doch nach einer Neueinpflanzung der Vagina in den Damm oder nach einer Vaginaleingangsplastik beim Sinus urogenitalis der distale Anteil der Vagina oder der Introitus vaginae schrumpfen. Ursache ist entweder eine Wundinfektion, eine Durchblutungsstörung der distalen Vagina oder eine zu kurze Zeit belassenes Platzhaltedrain.

Unserer Erfahrung nach kommt es nicht zu einer Schrumpfung, wenn ein Sperrdrain solange belassen wird, bis völlig einwandfrei epithelisierte Wundverhältnisse vorliegen. Hat sich aber eine Striktur ausgebildet, so bewährt sich zur Korrektur folgende Technik (Abb. 19):

Beiderseits lateral des Vaginaleingangs wird je ein entsprechend breiter und langer Hautstreifen umschnitten, der kaudal der Vaginalöffnung seine Basis hat. Die kraniale Schnittführung der Hautlappenumschneidung wird so in die Vagina verlängert, daß der strikturierte Vaginalanteil beiderseits lateral indiziert ist. Die Wundränder der Vaginalinzision werden nun soweit auseinander gedrängt, bis eine gehörige Weite des Vaginalrohrs erreicht ist, und in diesen „Defekt" schlägt man nun die Hautlappen ein, vernäht sie mit 6 × 0 Vicryl und legt einen entsprechend großen Platzhaltedrain ein; diesen beläßt man so lange, bis die Wundheilung vollständig abgeschlossen und alles einwandfrei epithelisiert ist. Die Entnahmeregionen der Hautlappen werden nach leichter Mobilisierung der Wundränder mit nichtresorbierbarem dünnem Nahtmaterial vernäht (5 × 0 Ethibond).

Abb. 19a. Zur Erweiterungsplastik einer geschrumpften Vagina oder einer nicht aufzubougierenden Engen Vagina werden vom Damm her lateral in Richtung zur Beuge der Oberschenkel und analwärts gestielte, 2–3 cm breite, entsprechend der strikturierten Vagina lange Hautlappen umschnitten. Die ausgezogenen Linien im Bereich des Vaginaleingangs zeigen an, daß von dort bis zum Ende der Striktur weiter in die Vagina inzidiert wird

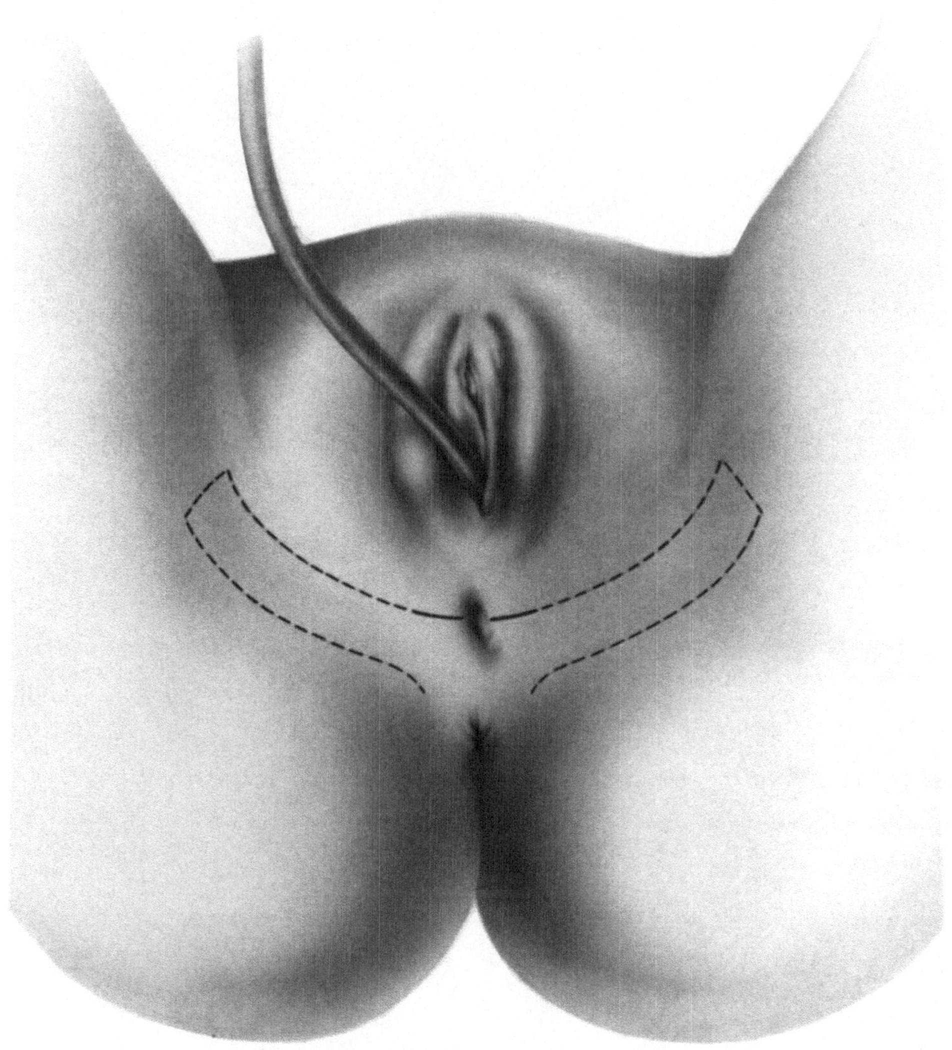

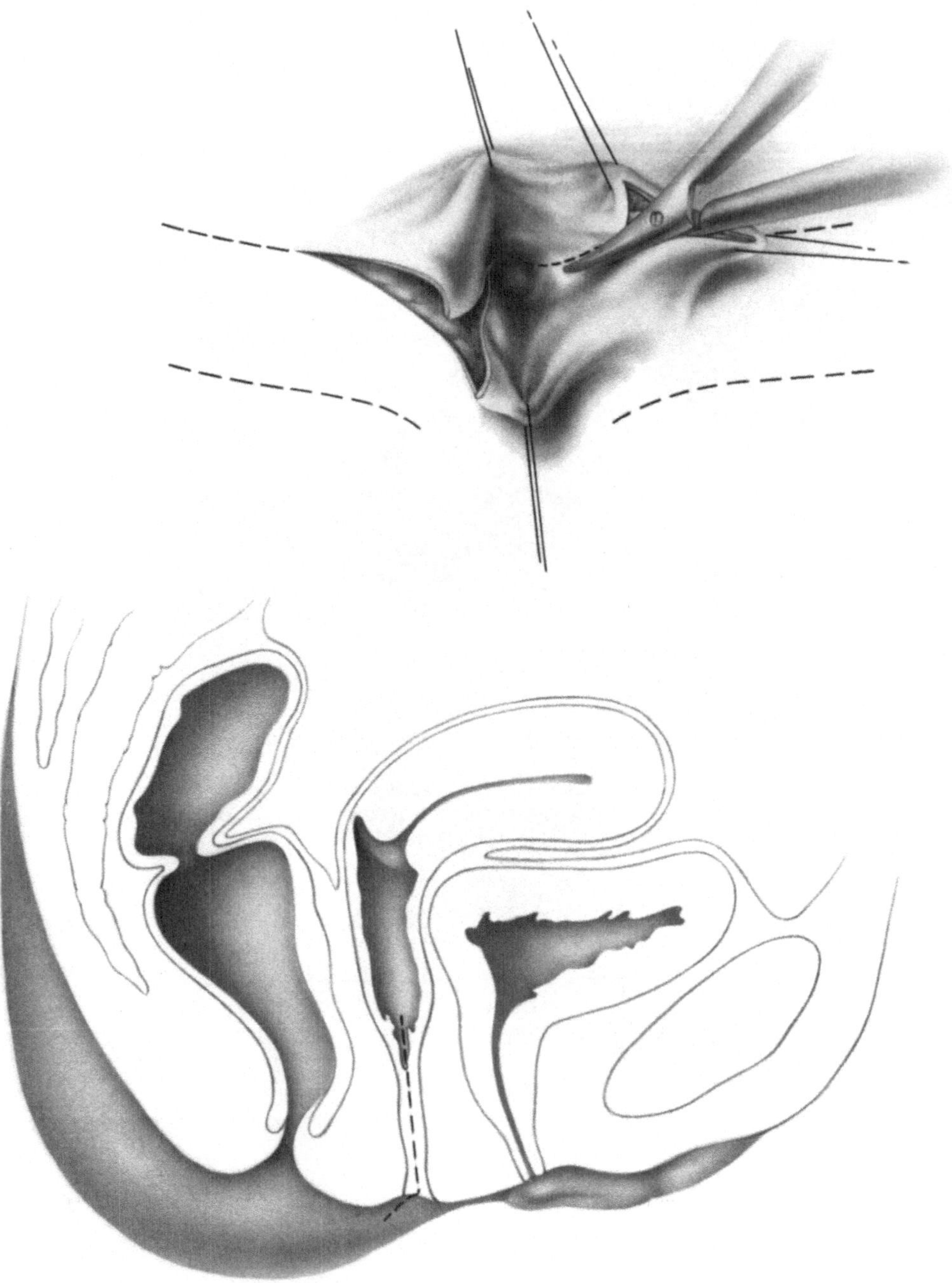

Abb. 19b. Schnittführung in die Vagina (oben), *Situation im seitlichen Schnitt* (unten)

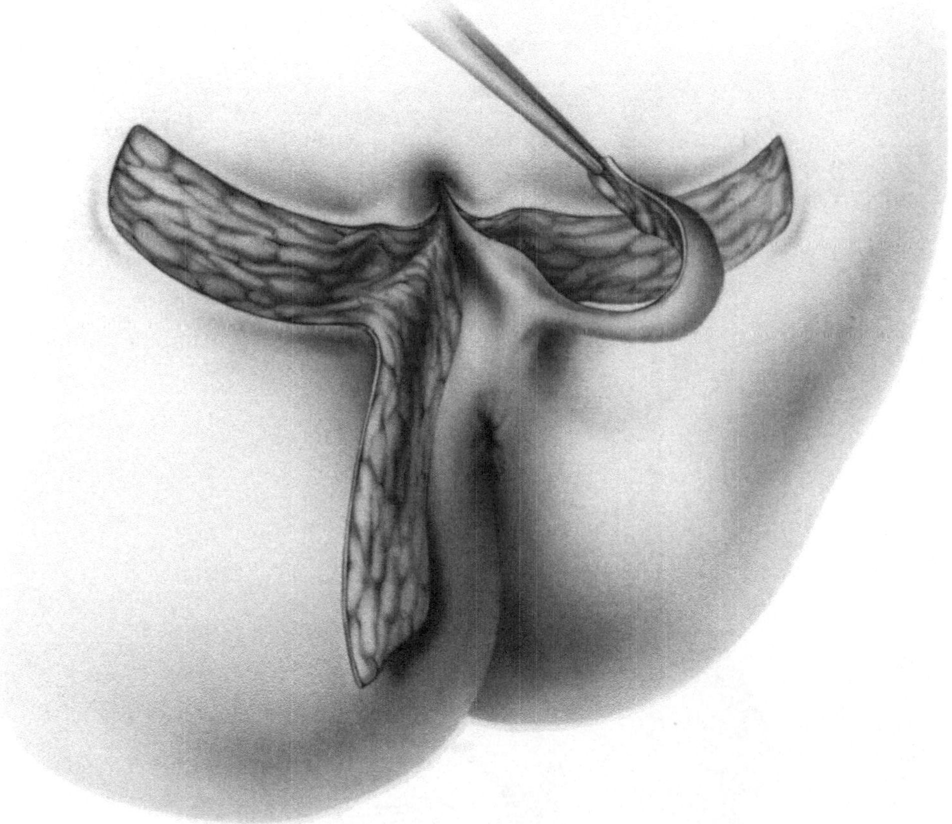

Abb. 19c. Mobilisation der seitlichen Hautlappen

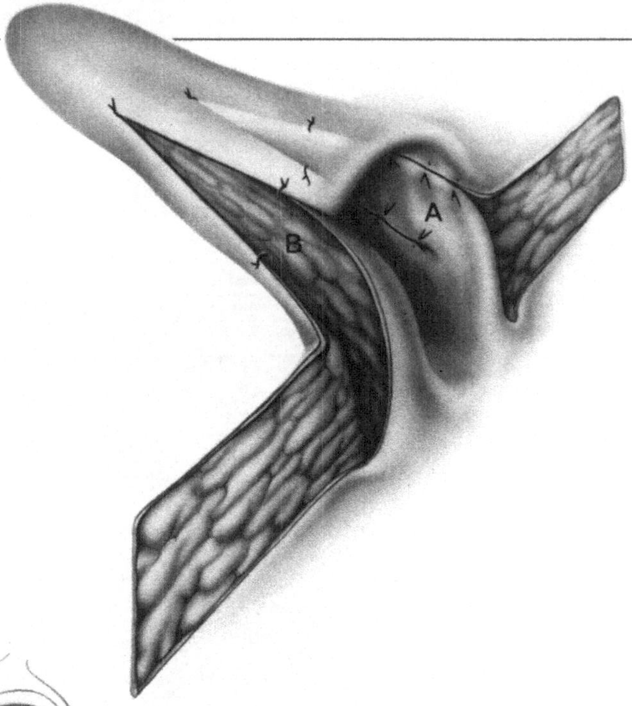

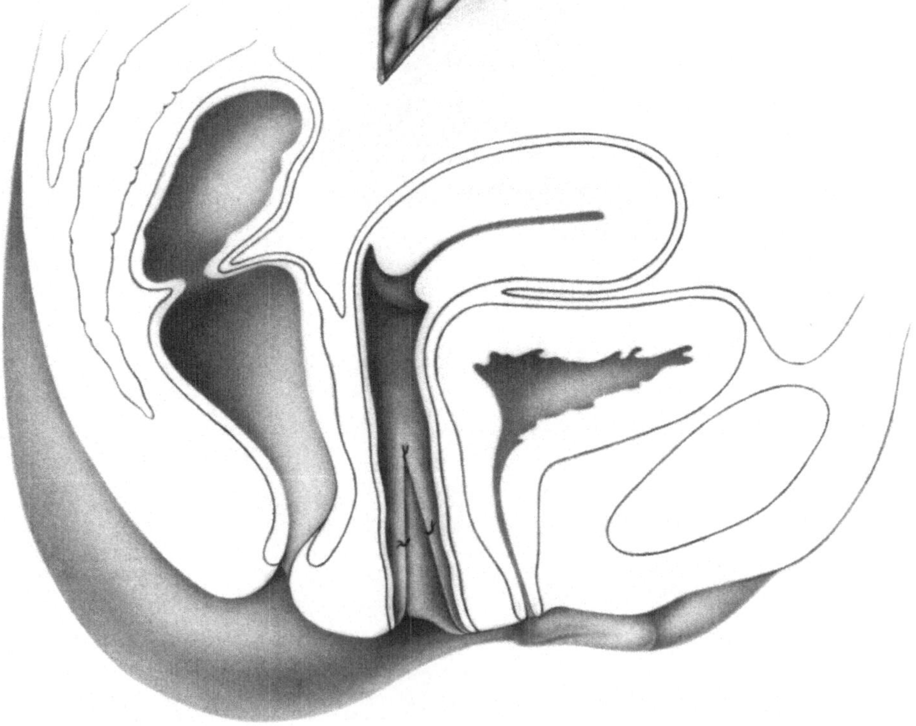

Abb. 19d. Nach Mobilisation der gestielten Kutislappen werden diese nun in die Vagina und in den Defekt zur Erweiterung der Scheide eingeführt (oben) *und mit 6 × 0 Vicryl vernäht. Darstellung der Plastik im Schnitt* (unten)

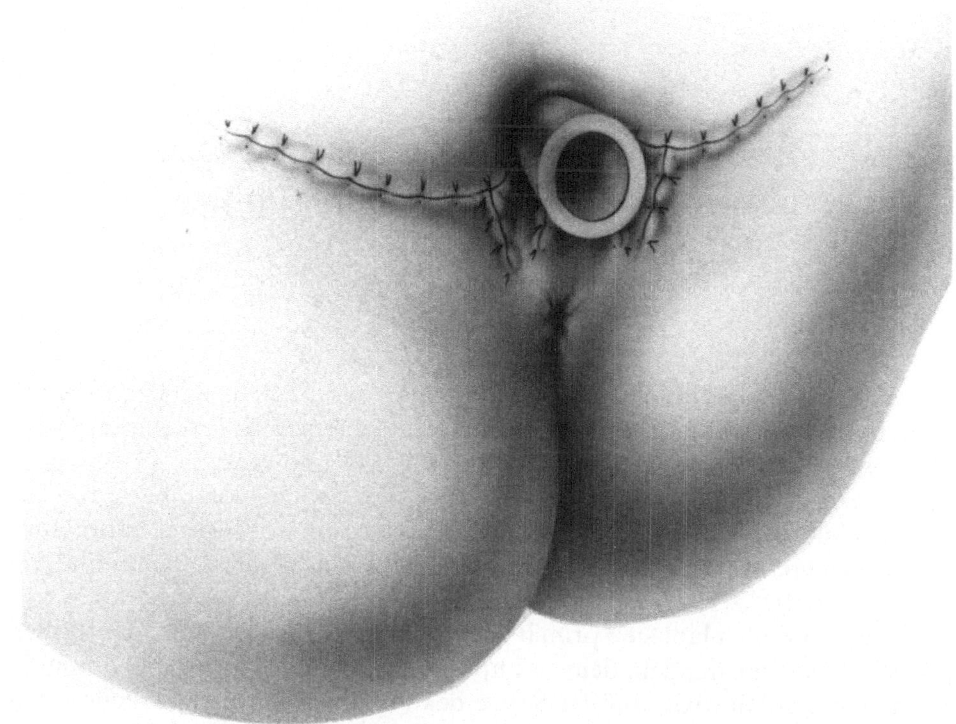

Abb. 19e. Ansicht der fertigen Plastik mit Platzhaltedrain

Operative Korrektur bei kombinierten urogenitoanorektalen Fehlbildungen (Kloakensyndrom)

Es handelt sich hier um einen Mißbildungstyp, der auch als Kloakenbildung bezeichnet wird und in außerordentlich variabler Form in Erscheinung tritt. Bei dieser Fehlbildung münden Urethra, Vagina und Rektum in einen gemeinsamen Ausführungsgang, die Kloake. Wir haben Kombinationen der Kloakenbildung mit Hydrometrokolpos und extremen Megarektumbildungen beobachtet. In manchen Fällen besteht auch eine Ureterfehleinmündung mit Megaureter, z.T. Hydronephrosenbildung.

In vielen Fällen läßt sich primär nicht klären, ob es sich um einen Buben oder ein Mädchen handelt, denn es imponiert nur eine Öffnung im Dammbereich, gelegentlich sogar auf der Spitze des Phallus. Eine nicht seltene Fehldiagnose lautet, daß eine Anal- und Rektumatresie bei einer Hypospadie vorliegt. In jedem Fall ist eine genetische Untersuchung angezeigt. Bei den meisten dieser Kinder läßt sich aber durch eine Sonographie und eine Rönt-

→

Abb. 20a, b. Röntgendarstellung eines Kloakensyndroms im seitlichen Strahlengang.

(a) Eine Sonde ist in die Blase eingeführt und eine weitere in das Rektum. Links: *Beginn der Kontrastmittelfüllung, man erkennt zwischen der Sonde, die in Urethra und Blase liegt sowie in derjenigen, die im Rektum liegt, einen breiten Zwischenraum. Man kann bereits jetzt die Luftfüllung der Vagina mit dem Portiogrübchen erkennen.* Rechts: *Gute Darstellung des Rektums und der Blase.*

(b) Links: *Rektum und Sigma sowie auch die Blase sind gut gefüllt. Durch Zurückziehen der Sonde gelangt man an die Mündung zur Vagina, füllt diese und erkennt jetzt deutlich die Portio.* Rechts: *Gut gefüllte Blase, angefärbte Urethra, gut dargestellte Vagina sowie Rektum mit der Fistel vom Rektum zur Kloake*

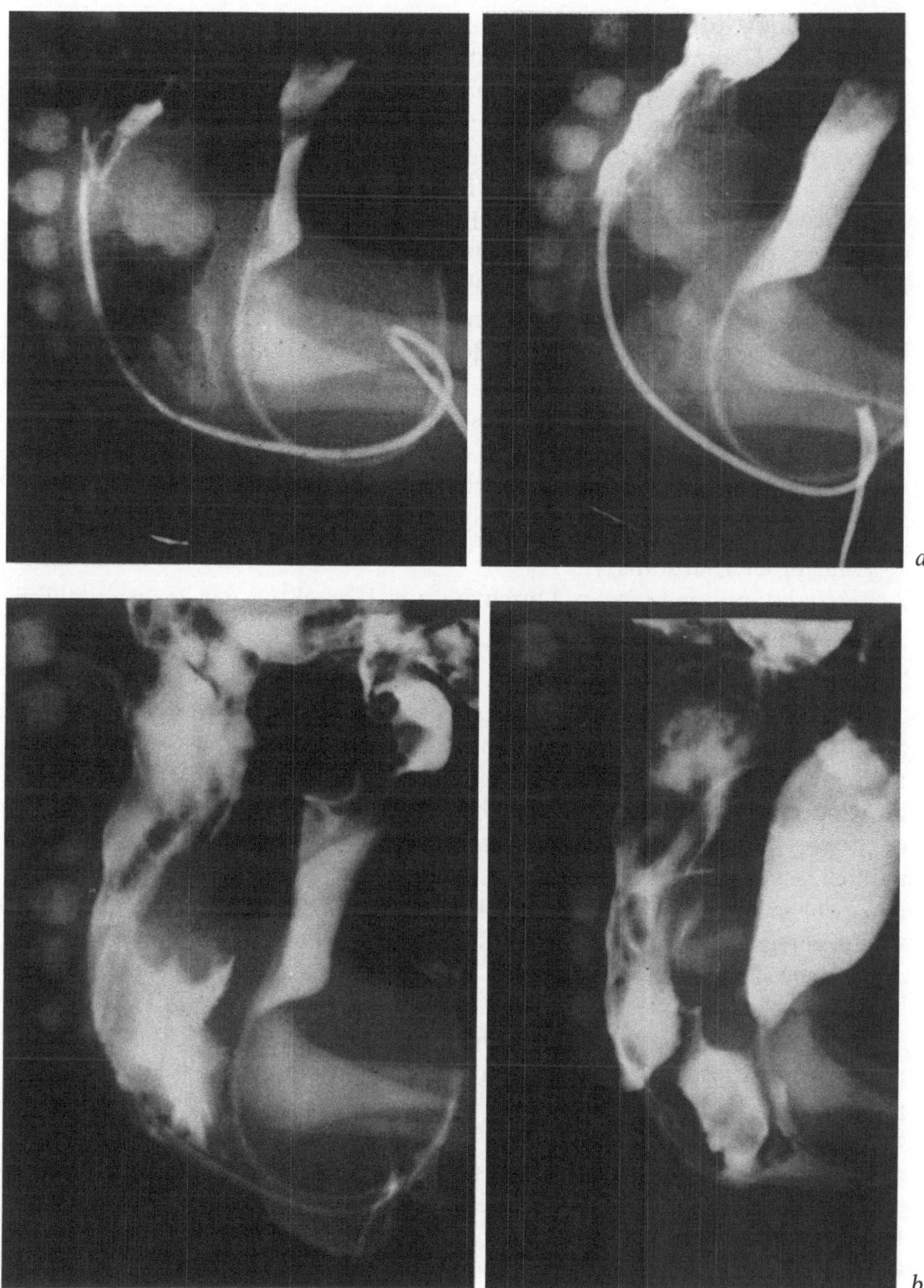

a

b

gendarstellung durch Einführen eines Katheters in den Meatus bereits präoperativ die Diagnose einer Kloakenbildung stellen (Abb. 20).

Nicht in allen Fällen läßt sich präoperativ durch die Röntgenuntersuchung die notwendige Information erreichen, die zur definitiven operativen Korrektur notwendig ist, nämlich die Topographie der Kloake oder besser die Höhe der Kloakenbildung und die Beziehungen zum M. sphincter vesicae und zum M. puborectalis. Die Erhaltung eines schlußfähigen Blasensphincters, der in der Regel bei der Kloakenbildung primär nicht gestört ist, sowie die Herstellung eines schlußfähigen anorektalen Sphinkterapparats ist oberstes Gebot bei der Aufstellung eines operativen Behandlungsplans. Die für viele Fehlbildungen geltende Regel, man soll sich bemühen, die Mißbildung in einer Sitzung und so früh wie möglich zu korrigieren, muß hier gelegentlich der Überlegung weichen, daß die Funktion von Blase und Mastdarm das Wichtigste sind und daß die Rekonstruktion einer Vagina als von sekundärer Bedeutung angesehen werden muß, daß dann also mindestens 3 operative Sitzungen notwendig sind:

1. Anus praeternaturalis,
2. sakroabdominoperinealer Durchzug zur Korrektur der Rektumfehlbildung und
3. Vaginalplastik.

Wie oben angeführt, gelingt es primär nicht immer mit der notwendigen Sicherheit, die Topographie der Kloake und der in sie mündenden Strukturen, und hier vornehmlich das Rektum in seiner Beziehung zum M. puborectalis, zu erkennen. Um also zu entscheiden, ob der Enddarm eindeutig durch die Puborektalisschlinge durchgetreten ist oder oberhalb dieser in die Kloake mündet, ist es notwendig, zunächst einen Anus praeternaturalis anzulegen, und zwar im Bereich des Sigmas und am linken Unterbauch. Bei 2 Patienten waren wir gezwungen, in gleicher Sitzung bei einer Hydrometrokolposbildung einen Casper-Katheter in den Uterus einzulegen, um hier eine Entlastung vorzunehmen.

Nachdem das Kind einige Wochen lang einwandfrei gediehen ist, kann nun versucht werden, endoskopisch und röntgenologisch die exakte Topographie der Kloake zu bestimmen. Wir gehen so vor, daß wir bei einer Spiegelung in die einzelnen in die Kloake mündenden Öffnungen jeweils einen Uretherkatheter einlegen und dann röntgenologisch mit Kontrastmittelfüllung die Beziehungen von Blase und Urethra, Uterus und Vagina sowie Rektum bestimmen. Erst dann kann ein genauer Operationsplan aufgestellt werden. Die Korrektur der Kloakenbildung kann, wenn der Allgemeinzustand des Kindes gut ist und die anatomischen Verhältnisse es sinnvoll erscheinen lassen, in einer Sitzung erfolgen, ansonsten in 2 Etappen: 1) Korrektur des Anorektums und 2) Korrektur der Vaginalfehlbildung. Während das erstere im Alter von etwa 6 Monaten vorgenommen werden soll, empfehlen wir, die Vaginalplastik im Alter von 18–24 Monaten durchzuführen. Hendren (1980, 1983) fordert grundsätzlich beim Kloakensyndrom Vagina und Rektum in einer Sitzung von der Urethra zu trennen und in einer abdominoperinealen Durchzugsoperation sofort total zu korrigieren. In seinen Arbeiten teilt Hendren aber keine exakten manometrischen funktionellen Resultate über die anorektale Schließmuskulatur mit.

Die Korrektur der rektalen Fehlbildung ist nicht Gegenstand dieses Buches. Die eigenen Techniken, ihre Indikationen und Ergebnisse sind mehrfach von mir und meinem Mitarbeiter Holschneider publiziert worden (s. Literaturverzeichnis).

Die Separation der Vagina von Urethra und Sinus urogenitalis soll in der Regel nach der im Kapitel „Operative Korrektur des Sinus urogenitalis bei hoher, blasennaher Sinusbildung“ beschriebenen abdominoperinealen Technik durchgeführt werden. Hendren (1983) empfiehlt bei zusätzlichem Vorliegen von Ureterfehlmündungen mit Megaureteren, diese in gleicher Sitzung zu korrigieren. Das ist auch unserer Meinung nach durchaus indiziert, aber unter der Voraussetzung, daß der Allgemeinzustand des Kindes die zusätzliche operative Belastung zuläßt. Gestaltet sich die Vaginalplastik langwierig und mühsam, ist es sicher besser, die vesikoureterale Operation um einige Monate zu verschieben.

In der Regel ist die Kloakenbildung erheblich oberhalb des M.puborectalis lokalisiert. In seltenen Fällen liegt aber eine tiefe Form der Mißbildung vor. Hier sind also Rektum und Vagina durch die M. puborectalis-Schleife durchgetreten oder liegen direkt innerhalb dieser Schlinge. Bei diesen Situationen kann die Korrektur der Rektum- oder der Vaginalfehlbildung in einer Sitzung erfolgen. Es wird hier nach der Regel des sakroperinealen Durchzugs zur Korrektur der Anal- und Rektumatresie vorgegangen (Abb. 21). Bauchlagerung des Kindes ist mit erhöhtem Becken, elektrische Reizung des Analgrübchens zur exakten Identifizierung der dort ruhenden Externusmuskulatur. Danach Kreuzschnitt ebendort und Präparation der 4 dreieckigen Hautläppchen. Nochmalige elektrische Reizung und Bestimmung des Zentrums der Externusmuskulatur und vorsichtige Spreizung der Muskulatur ebendort und Präparation in die Tiefe ($1-1^1/_2$ cm). Tamponade der Wundhöhle mit einem feuchten ausgezogenen Tupfer. Danach horizontale Inzision über dem Steißbein und Abtrennung desselben vom Kreuzbein. Darstellung des M. puborectalis. Präparation des Rektums, der Vagina und Identifizierung der Harnröhre, was durch den vorher eingeführten Katheter in die Blase leicht möglich ist. Schwierig wird die Präparation aber, wenn es nicht gelingt, den Katheter in die Harnröhre einzuführen, wenn er also im Rektum oder in der Vagina zu liegen kommt. Nach Separation von Rektum und Vagina sowie Abtrennung von der Urethra – also Auflösung der Kloake – und Naht der Urethra wird zuerst das Rektum mobilisiert, was meist recht gut und ausreichend für den Durchzug gelingt. Schwieriger ist die Präparation der Vagina und deren Mobilisation. Sie ist oft nicht lang genug für einen Durchzug, und der Uterus läßt sich von sakral nicht mobilisieren, wie es beim abdominoperinealen Vorgehen möglich ist. Es gibt nun 2 Möglichkeiten, die Vaginalöffnung mit dem Perineum zu verbinden, wenn die direkte Einpflanzung nicht möglich ist: entweder die Bildung von 2 perinealen Hautläppchen entsprechend Abb. 12e, h und i sowie Abb. 13b und c, oder es wird vom Damm lediglich ein Sperrdrain eingelegt, wie in Abb. 13a und b gezeigt wurde. In jedem Fall muß wegen der Übersicht von der sakralen Inzision her zuerst die vaginale und dann die rektale Fehlbildung versorgt werden.

Nach Isolierung von Rektum und Vagina und Versorgung der Abtrennungsregion von der Urethra – Nahtmaterial 5 × 0 Vicryl – wird vom vorher präparierten Analgrübchen her eine Kornzange so in das sakrale Operationsfeld eingeführt, daß sie eindeutig innerhalb der M. puborectalis-Schlinge zu ruhen kommt. Nunmehr wird von der Dammregion her, in der die Vaginalmündung im Normalfall zu finden ist, nach einer Kreuzinzision ebenfalls eine kleine Kornzange in das sakrale Operationsgebiet eingeführt und nun in diesen präparierten Kanal ein Sperrdrain entsprechend Abb. 13a und b eingeführt, welcher in der Vagina zu liegen kommt. Danach faßt die Kornzange, die im präparierten Analgrübchen und im Analkanal ruht, Haltefäden des mobilisierten Rektums zieht dieses bis zum Analgrübchen durch und vernäht es mit dem Hautläppchen.

---→

Abb. 21. Operative Korrektur der Kloakenfehlbildung im sakroperinealen Vorgehen

Abb. 21a. Oben: *Seitlicher Schnitt. Man erkennt, daß die Kloakenfehlbildung sich unmittelbar im Bereich des M. puborectalis befindet. Dorsal das Rektum, ventral Blase und Urethra, in der Mitte die Vagina.* Unten: *Bauchlagerung des Kindes. Nachdem wie in Abb. 22c links unten das Analgrübchen mit dem elektrischen Gerät gereizt, ein Kreuzschnitt angelegt und die Muskelfasern des dort ruhenden M. sphincter ani externus präpariert wurden, inzidiert man über dem Steißbein. Die Schnittebene ist durch die unterbrochene Linie gekennzeichnet*

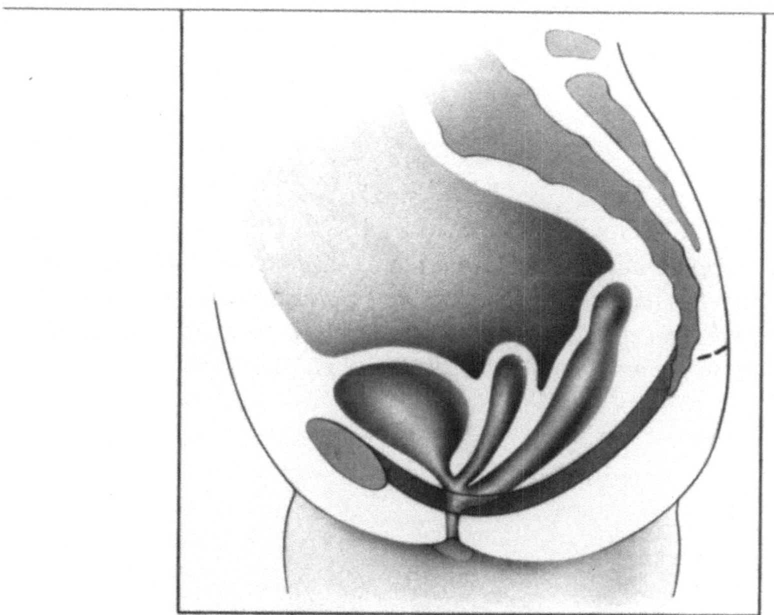

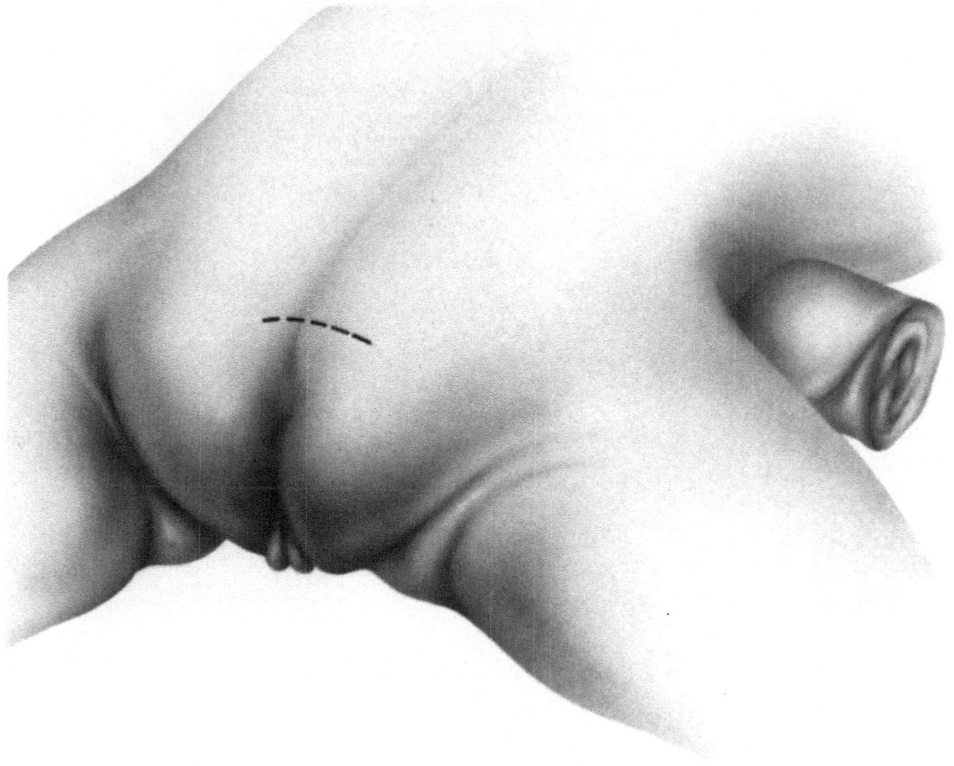

Abb. 21b. Topographie der Kloakenfehlbildung, wie sie sich dem Operateur bei sakralem Zugehen darstellt: Man gelangt zuerst an das Rektum, dann an die Vagina und dann an die Urethra. Die Urethra ist mit einem Katheter versorgt und läßt sich in der Regel gut palpieren

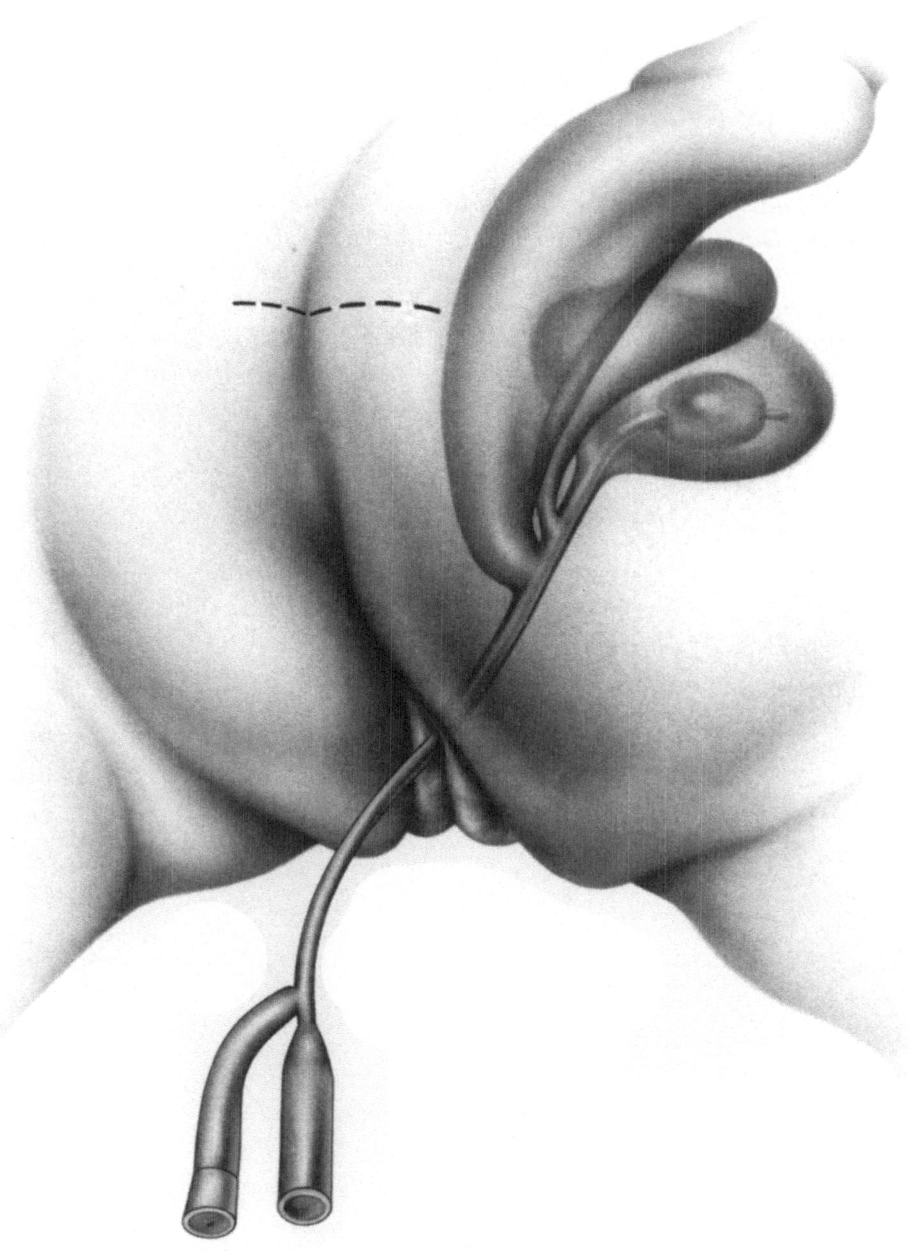

Abb. 21 c. Abbildung des Steißbeins. Man sieht die ansetzenden Puborektalisfasern. Unten: *Das abgelöste Steißbein wird samt dem vorher sorgfältig präparierten M. puborectalis nach kaudal gehalten. Jetzt präpariert man die Kloakenmündung und stellt das Rektum, die Vagina und die Urethra dar. Dieser präparatorische Akt ist in der Regel sehr mühsam, weil Vagina und Rektum sowie Vagina mit Urethra recht fest adhärent sein können*

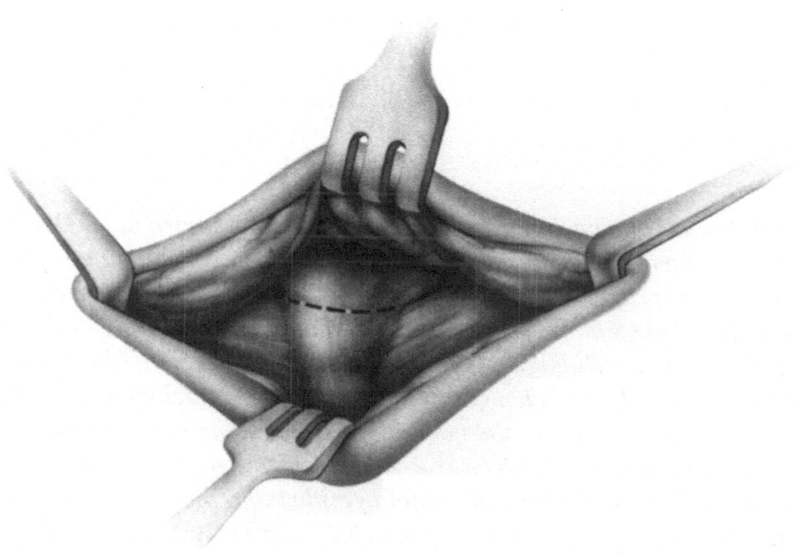

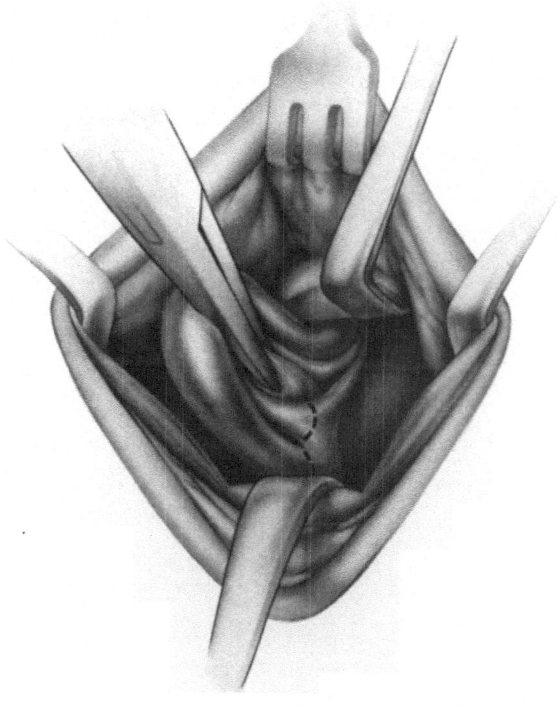

Abb. 21d. Nach Isolierung von Vagina, Rektum und Urethra wird nach Durchtrennung der Kloakenverbindungen zur Urethra die Urethraöffnung vernäht. Nun wird vom vorher präparierten Analgrübchen her eine kleine Kornzange in das sakrale Operationsfeld eingeführt, derart, daß die Kornzange eindeutig innerhalb der Puborektalisschlinge zu ruhen kommt. Dann wird das vorher mobilisierte Rektum an 2 Haltefäden gefaßt und zum Analgrübchen durchgezogen. Im Anschluß daran wird ebenfalls nach einer Kreuzinzision in der Region, in der die Vaginalmündung normalerweise zu finden ist, nach einem Kreuzschnitt ein Kanal in das sakrale Operationsfeld geführt und hier ein Sperrdrain in die Vagina eingelegt. Dieser Sperrdrain wird, wie in Abb. 13c und 13f dargestellt, fixiert. Die Möglichkeiten einer direkten Verbindung von Vagina und Damm sind in Abb. 12 und 13 dargestellt

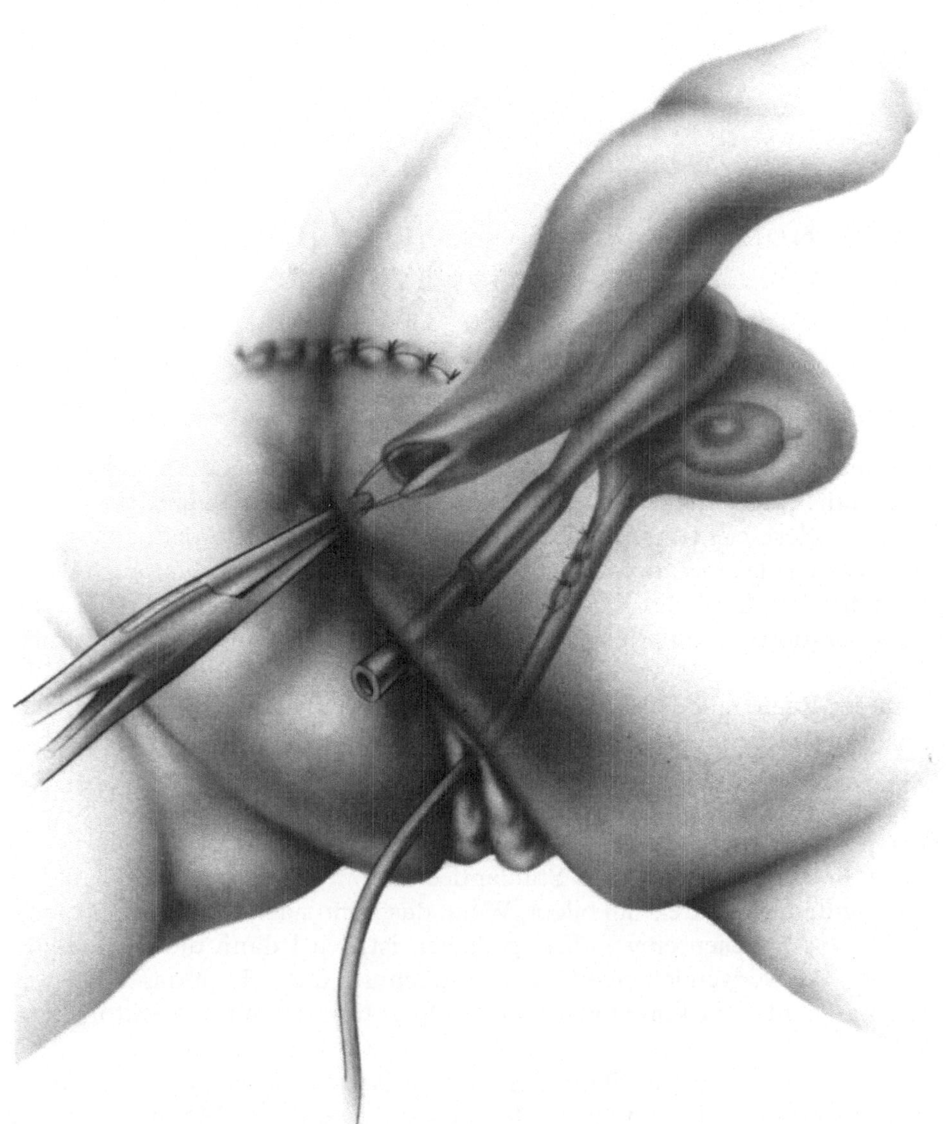

Korrektur des ektopischen Afters in der Fossa vestibuli vaginae

Während die hohe kombinierte vaginorektale Fehlbildung, die sog. Rektumatresie mit Vaginalfistel, keinen direkten Eingriff an der Vagina notwendig macht, sondern hier lediglich die Fistel im Rahmen der sakroperineoabdominellen Durchzugsoperation mit submuköser Rektumschleimhautaushülsung umstochen wird, ist die Korrektur der tiefen rektovaginalen Fehlbildung eine Operation, die direkt die Vagina betrifft und hier dargestellt werden soll.

In der Regel mündet das Rektum hier unmittelbar dorsal des Hymenalrands, und es geht das vaginale Epithel direkt in das des Rektums über. Die rektale Fistelöffnung hat meist eine Weite, die einen Hegar-Stift Nr. 5–7 ohne weiteres passieren läßt. Es wird nun innerhalb der nächsten 4–6 Wochen post partum die ektope Afteröffnung bis auf Hegar 11 Schritt für Schritt bougiert, so daß eine Stuhlentleerung möglich ist, ohne daß sich ein sekundäres Megarektum bildet. Wenn das Kind nach der Neugeborenenperiode 3–4 Wochen einwandfrei gediehen ist, wird dann die Fehlbildung operiert. Wir verwenden eine Operationstechnik, die sich an das Potts-Verfahren anlehnt, und kombinieren diese Operation mit einer Levatorplastik (Abb. 22).

Der Säugling wird in Steinschnittlage gelagert und ein Katheter in die Blase eingeführt. Die nun zu beschreibenden operativen Maßnahmen sind unter allen Umständen mit einer mindestens 4-, besser 6mal vergrößernden Lupenbrille durchzuführen. Ein Operationsmikroskop ist nicht unbedingt erforderlich. Auch die Assistenten müssen eine Lupenbrille tragen.

Es wird nun mit dem elektrischen Reizgerät das sog. Analgrübchen, die dort ruhende M. Phincter-ani-externus-Muskulatur identifiziert und so indiziert, daß 4 sich im Zentrum treffende Hautläppchen resultieren. Dann wird im Zentrum der Externusmuskulatur mit der Präparierschere ein Tunnel gebildet, der mit einer kleinen Kornzange auf etwa Hegar-Stärke 8–10 erweitert wird. In die Wunde wird dann ein kleiner, mit Kochsalz getränkter Präpariertupfer eingelegt.

Nunmehr wird eine halbelliptische Inzision, vom Ausläufer der großen Labien beginnend, 2–3 mm kaudal der rektalen Fistel herumführend und zum Ausläufer der anderen großen Labie verlaufend, gelegt. Mit einer Mikroschere wird dann die ventrale Begrenzung der ektopischen Rektummündung zur Vagina hin umschnitten. Ist die hintere Vaginalkommissur etwa 1 mm präpariert, wird sie mit 6 × 0-Haltefäden versehen, die von einem Assistenten sehr, sehr vorsichtig gehalten werden müssen. Die weitere Präparation erfolgt nun unter Verwendung von feinsten atraumatischen Pinzetten, halbierten sog. Minipräpariertupfen – von uns „Miniminitupfer“ genannt – der Mikroschere, feinen 2–3 Zinker-Häkchen und feinen Langenbeck-Häkchen. Schritt für Schritt wird nun das Rektum präpariert und mobilisiert und dabei streng darauf geachtet, daß seine Beziehungen zur Puborektalisschlinge nicht lädiert werden.

Ist das Rektum im Bereich der Vorderwand, also zur Vagina hin in Ausdehnung von 4–5 cm präpariert, dorsal und beiderseits lateral in seinem Zusammenhang mit dem M. puborectalis ebenfalls präpariert, wird vom vorher präparierten Analgrübchen eine sehr feine Kornzange oder Overholt-Klemme in das perineale Operationsfeld eingeführt, das Rektum gefaßt, nach kaudal durchgezogen und mit den vorher präparierten analen Hautläppchen vernäht. Nahtmaterial 6 × 0 nichtresorbierbare Fäden. Nunmehr wird der vorher präparierte Levator, zu dem der M. puborectalis gehört, mit 2 oder 3 Nähten 5 × 0 atraumatischem Vicryl vor dem Rektum vereinigt. Damit hat man erreicht, daß einmal ein gehöriger Damm aufgebaut werden kann und zum anderen das Rektum nun Zirkular von Levatormuskulatur umgeben ist – eine notwendige Voraussetzung für eine einwandfreie Schließmuskelfunktion. Als nächster Schritt wird die horizontale Inzision im Bereich der hinteren Vaginalkommissur mit 2–3 Nähten in vertikaler Richtung in ihrem dorsalen Anteil vernäht, um einen Damm aufzubauen. Dann wird die hintere Vaginalkommissur, die mit Haltefäden versehen war, mit der Dammhaut vernäht. Nahtmaterial 6 × 0 Vicryl. Die Vagina tamponiert man für 4 Tage mit einem kleinen Sofra-Tüll-Streifen, die Wunde wird mit Bucrylatklebe versorgt. Den Blasenkatheter beläßt man 5 Tage. Beide Beine des Kindes werden dann Vertikal wie bei einer Oberschenkelfraktur extendiert, damit schwebt das Gesäß praktisch leicht und der Stuhl „fällt nach unten“; er soll unter gar keinen Umständen das Wundgebiet am Damm berühren. Die Fäden entfernt man im Bereich des Anus am 10. Tag. Die Nähte im Bereich des Damms und der hinteren Vaginalkommissur werden mit 6 × 0 atraumatischem Vicryl ausgeführt.

Abb. 22a. Zur Korrektur eines ektopischen Afters in der Fossa vestibuli vaginae wird nach sorgfältiger elektrischer Bestimmung des Analgrübchens und Markierung desselben eine horizontale Inzision kaudal der ektopischen Afteröffnung im Bereich der „Ausläufer" der großen Schamlippen gelegt, die dann zirkulär um den ektopen After herumgeführt wird und hier die Grenze zwischen Vaginalschleimhaut und Rektumschleimhaut trifft. Eine mindestens 4fache, am besten 6fache Lupenvergrößerung ist notwendig, da wir diesen Eingriff bei Neugeborenen bereits dann vornehmen, wenn sie etwa 6 Wochen einwandfrei gediehen sind

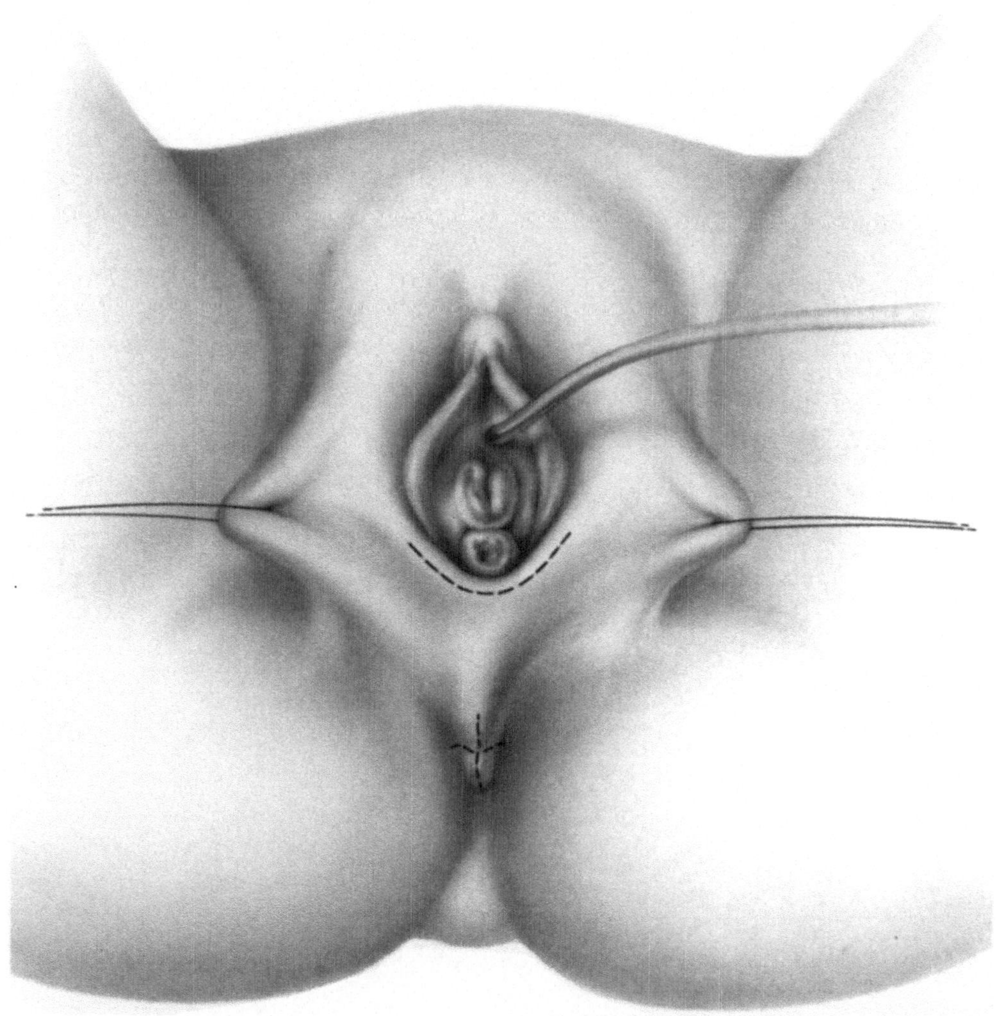

Abb. 22b. Präparation des Rektums. Links oben: *Die horizontale Inzision unterhalb der ektopischen Afteröffnung ist erfolgt. Die dorsale Vaginalkommissur ist mit einem Haltefaden angeschlungen.* Rechts oben: *Die Inzision zwischen ektopischer Afteröffnung und Vagina ist erfolgt.* Unten: *Die ektopische Afteröffnung wird mit einer atraumatischen Pinzette gefaßt (keine Haltefäden wegen Ausreißgefahr!), und dann wird mit Mikroschere und Mikropräpariertupfer das Rektum in einer Ausdehnung von Mindestens 5–6 cm freipräpariert*

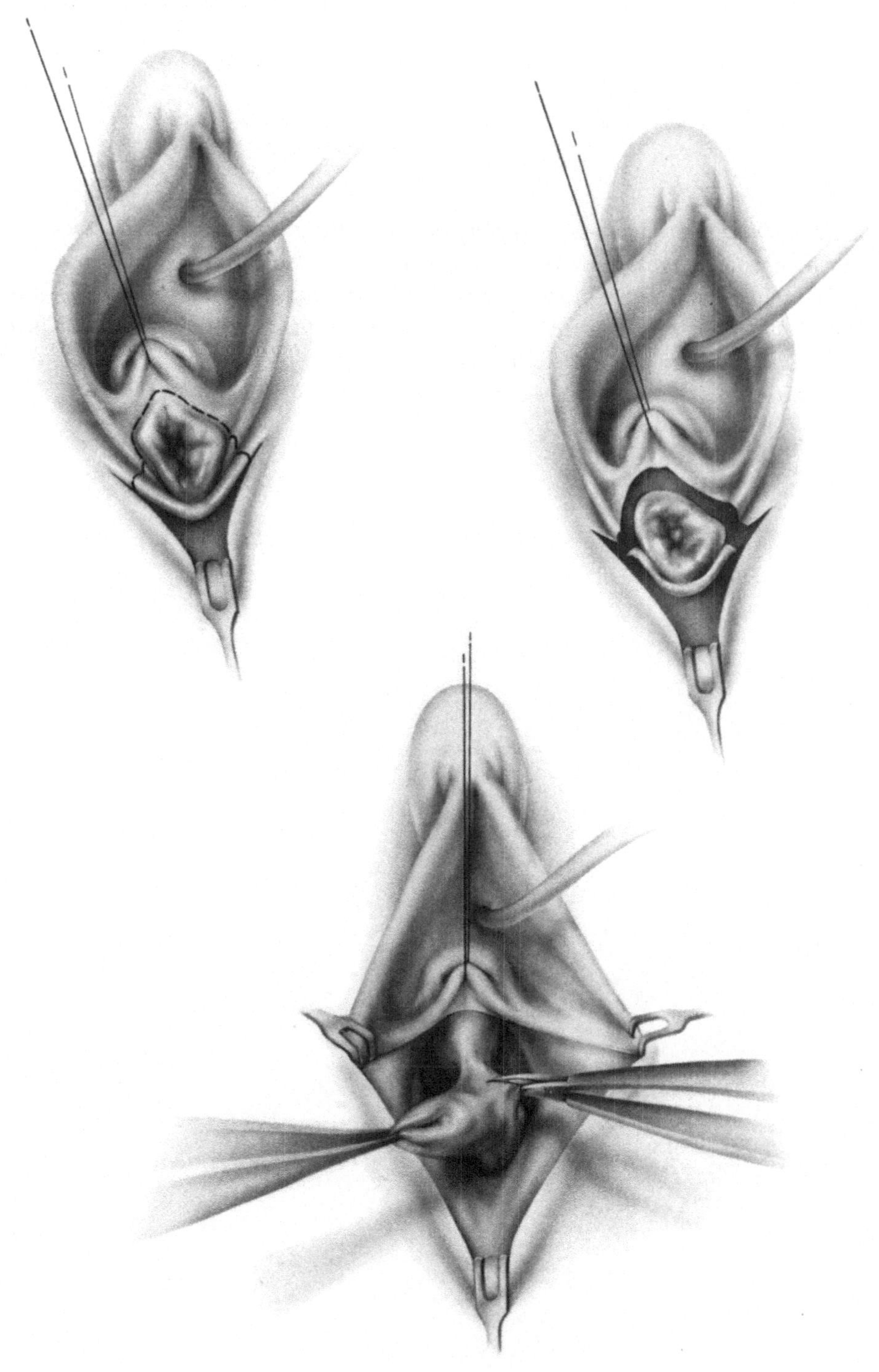

Abb. 22c. Nach ausreichender Präparation des Rektums wird im Bereich des Analgrübchens eine Kreuzinzision durchgeführt und der M. sphincter ani externus in seinem Zentrum präpariert (links). *Dann wird vom präparierten Analgrübchen und dem präparierten äußeren Schließmuskel her eine feine Kornzange in das Operationsgebiet dorsal der Vagina eingeführt, das mobilisierte Rektum gefaßt und zum Analgrübchen durchgezogen* (rechts)

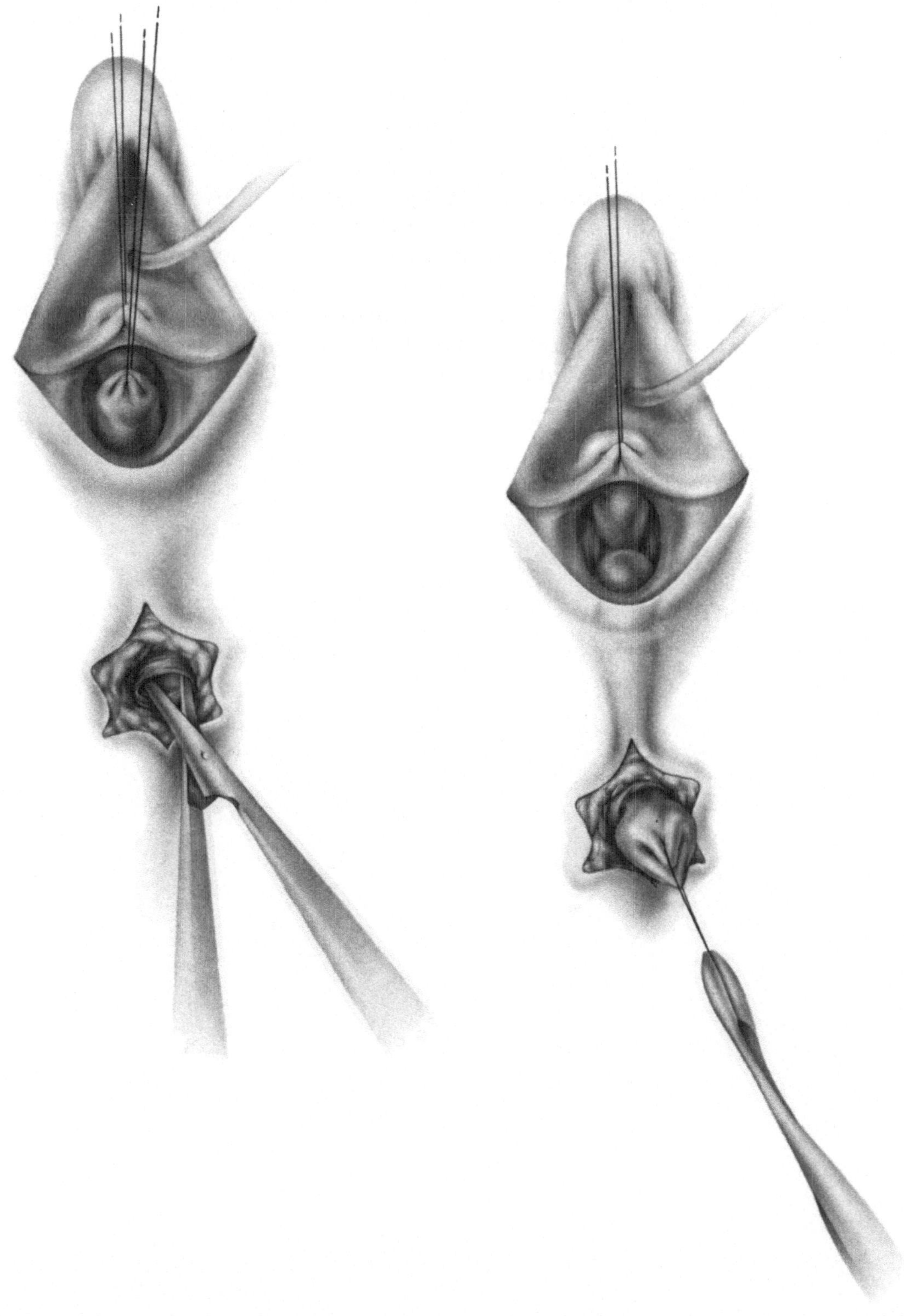

Abb. 22d. Nach fertiggestelltem Durchzug werden die rechts und links im Wundgebiet erscheinenden Levatorschenkel über dem Rektum vereinigt. Im linken Bild *sind die Nähte zur Vereinigung gelegt und im* rechten Bild *sind die Nähte geknüpft; des weiteren sieht man die Einlage eines Miniredondrains. Es erfolgt dann der Wundverschluß, anfangs durch Längsnähte der primären queren Inzision, um einen höheren Damm zu erhalten, dann werden die lateralen Wundanteile mit der dorsalen Vaginalwand vernäht*

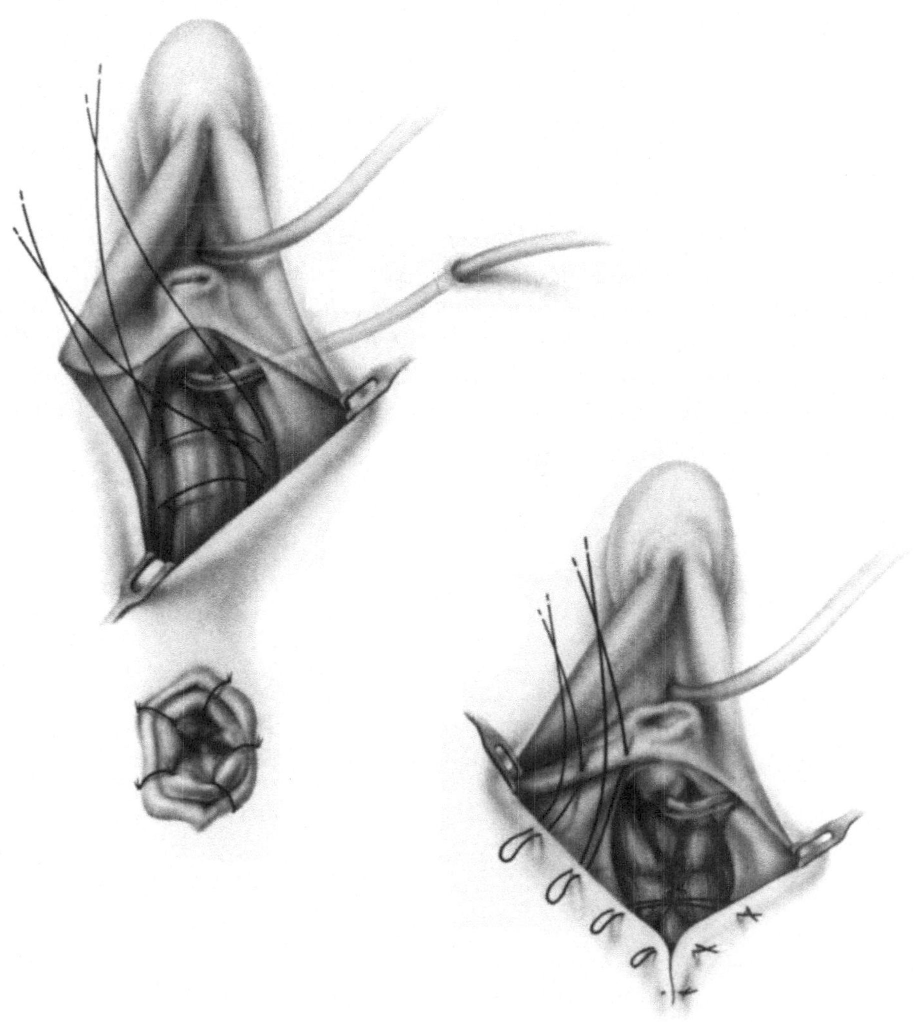

Abb. 22e. Das durchgezogene Rektum wird nun in das Analgrübchen eingenäht und die Inzision im Bereich des Damms, die primär horizontal war, z.T. in Längsrichtung vernäht, um den Damm zu erhöhen; dann werden Nähte zwischen der Vaginalhinterwand und der Damminzision vorgenommen. Ein Blasenkatheter bleibt liegen, ferner wird in das Wundgebiet eine Miniredondrainage eingelegt und die Vagina für 4 Tage mit einem Sofra-Tüll-Tampon versehen

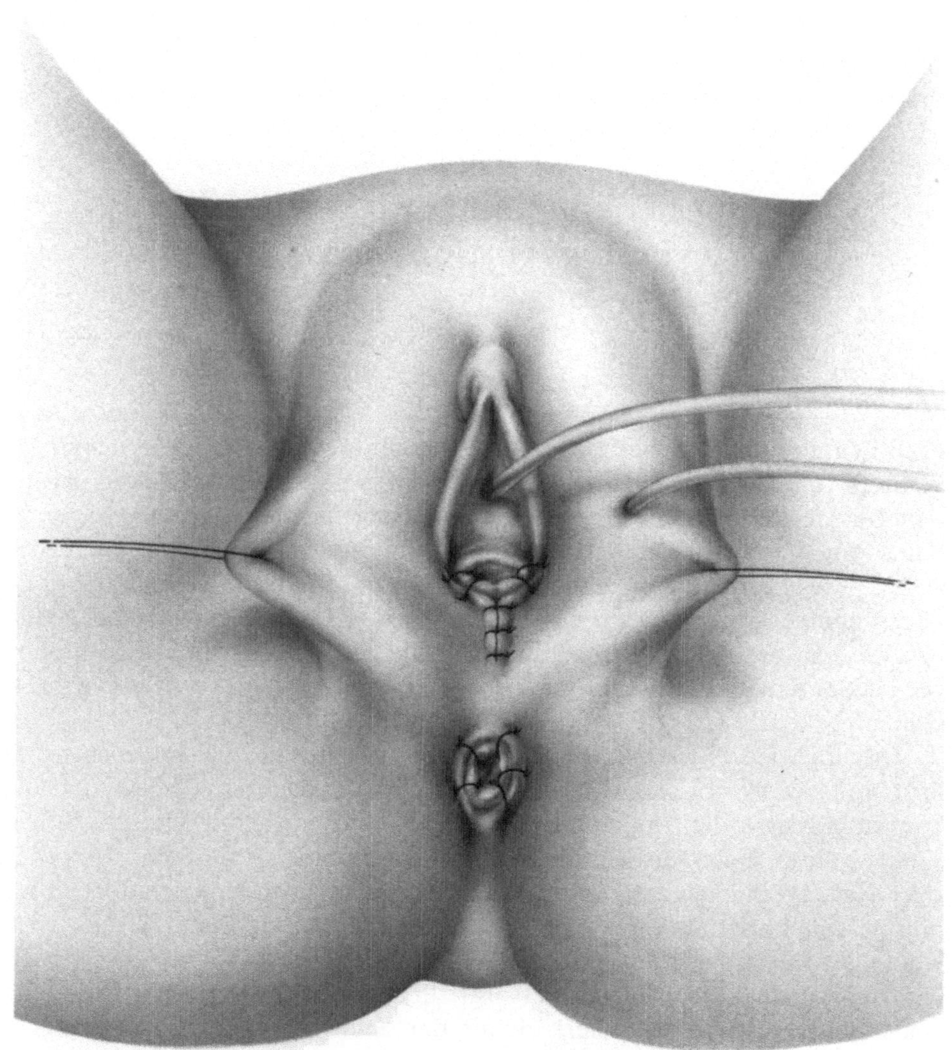

Korrektur der anusnahen Sinus-urogenitalis- oder Vaginalmündung

Praktisch als anatomisches Gegenstück zum ektopischen After in der Fossa vestibuli vaginae, aber entwicklungsgeschichtlich anders zu erklären, ist die sehr seltene Fehlbildung der anusnahen Mündung der Vagina oder eines Sinus urogenitalis. Wir haben derartige Fehlbildungen bisher nur 3mal beobachtet. Die operative Korrektur kann im Anschluß an die Neonatalperiode vorgenommen werden, wenn das Kind etwa 3–4 Wochen einwandfrei gediehen ist, also um die 6.–8. Lebenswoche. Die operative Technik ist ähnlich wie bei der Korrektur des ektopischen Afters in der Fossa vestibuli vaginae, nur „umgekehrt“ (Abb. 23).

Es wird wieder (wie in Abb. 22) eine halbelliptische Inzision rechts und links von der ektopischen Mündung des Sinus urogenitalis gelegt und die Sinusmündung (oder Vaginalmündung) umschnitten. Dann wird das Sinus-Vaginalrohr in einer Ausdehnung von 3–4 cm mobilisiert und dann an gehöriger Stelle im Bereich des Damms nach einer Kreuzinzision eben dort eingepflanzt. Die horizontale Inzision wird dann in Längsrichtung verschlossen, womit der Damm verlängert wird. Nahtmaterial 6 × 0 Vicryl, die Wunde wird mit einem Gewebekleber versorgt. Postoperativ werden 10 Tage lang beide Beine vertikal extendiert, damit der Stuhl auf gar keinen Fall die Wunde berührt.

Abb. 23a. Zur Korrektur der analnahen Mündung eines Sinus urogenitalis wird nach Einführen eines Katheters in die Blase diese aufgefüllt und mit dem Cystofixbesteck eine Cystotomie zur Harnableitung durchgeführt

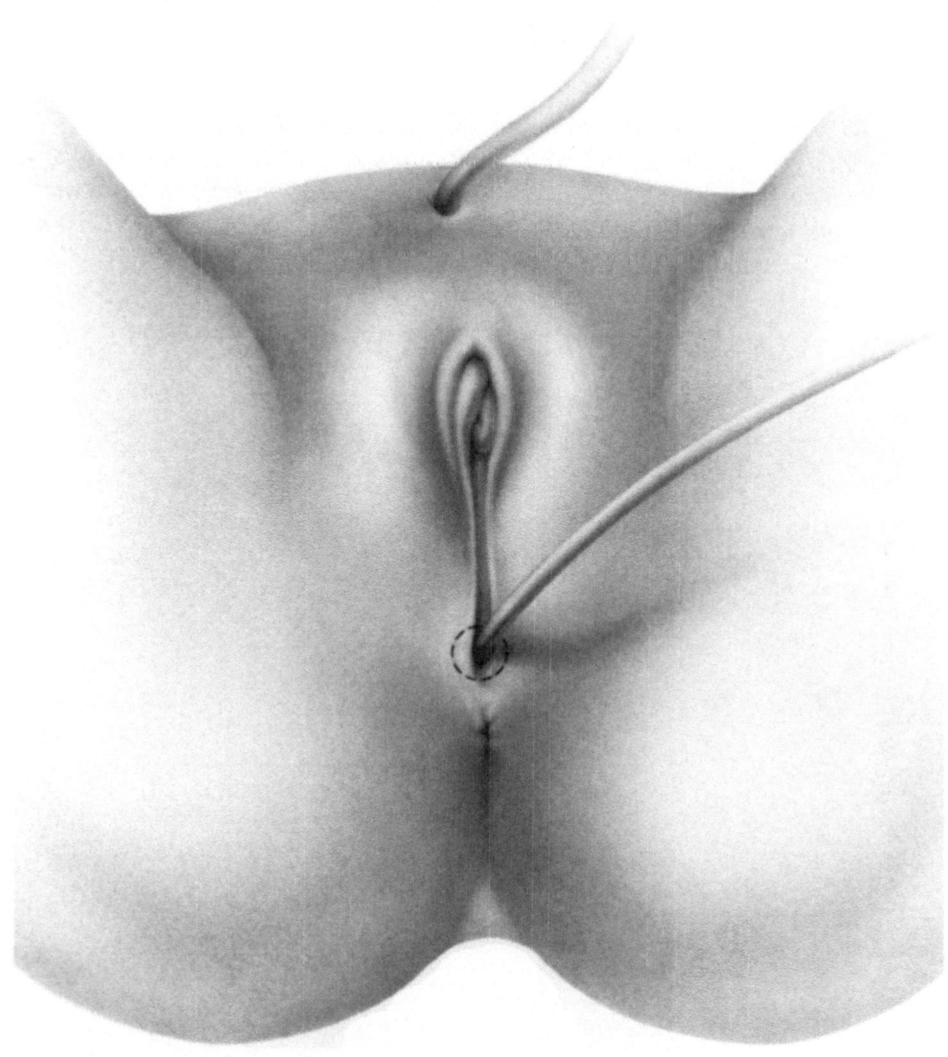

Abb. 23b. Die Mündung des Sinus urogenitalis wird umschnitten und in die Tiefe präpariert; um auf keinen Fall das Rektum zu verletzen, führt der Operateur einen Finger in den Mastdarm ein. Die Präparation erfolgt mit feinsten Scheren und feinsten Präpariertupfern, soweit, daß der mobilisierte Sinus urogenitalis analfern neu eingepflanzt werden kann

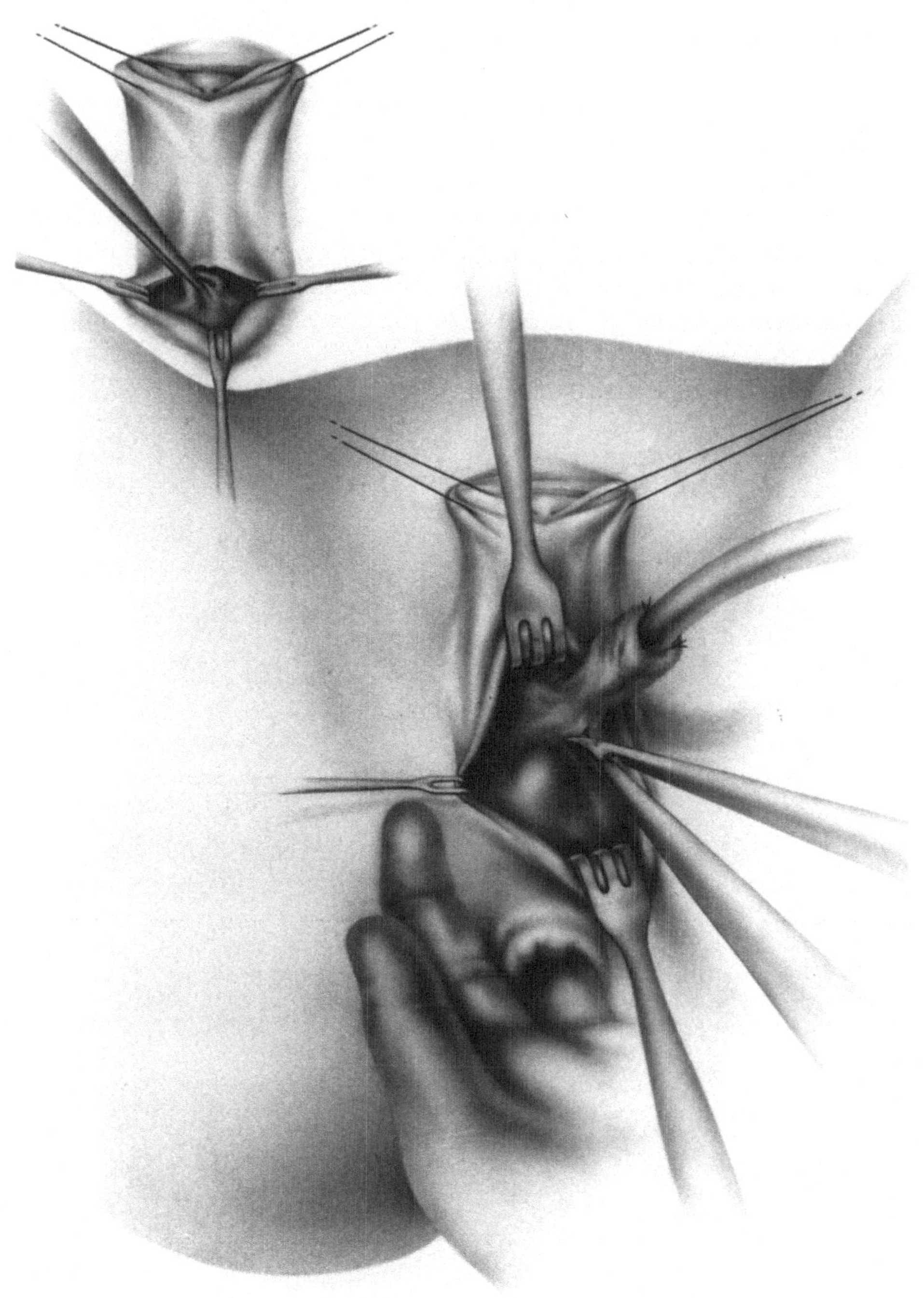

Abb. 23c. Ist die Mobilisierung weit genug erfolgt, wird in der vorgesehenen Höhe die Haut inzidiert (links oben), *eine feine Kornzange wird von dort aus in das untere Operationsfeld eingeführt, die mit Haltefäden versehene Sinus-urogenitalis-Mündung gefaßt und nach kranial durchgezogen* (unten)

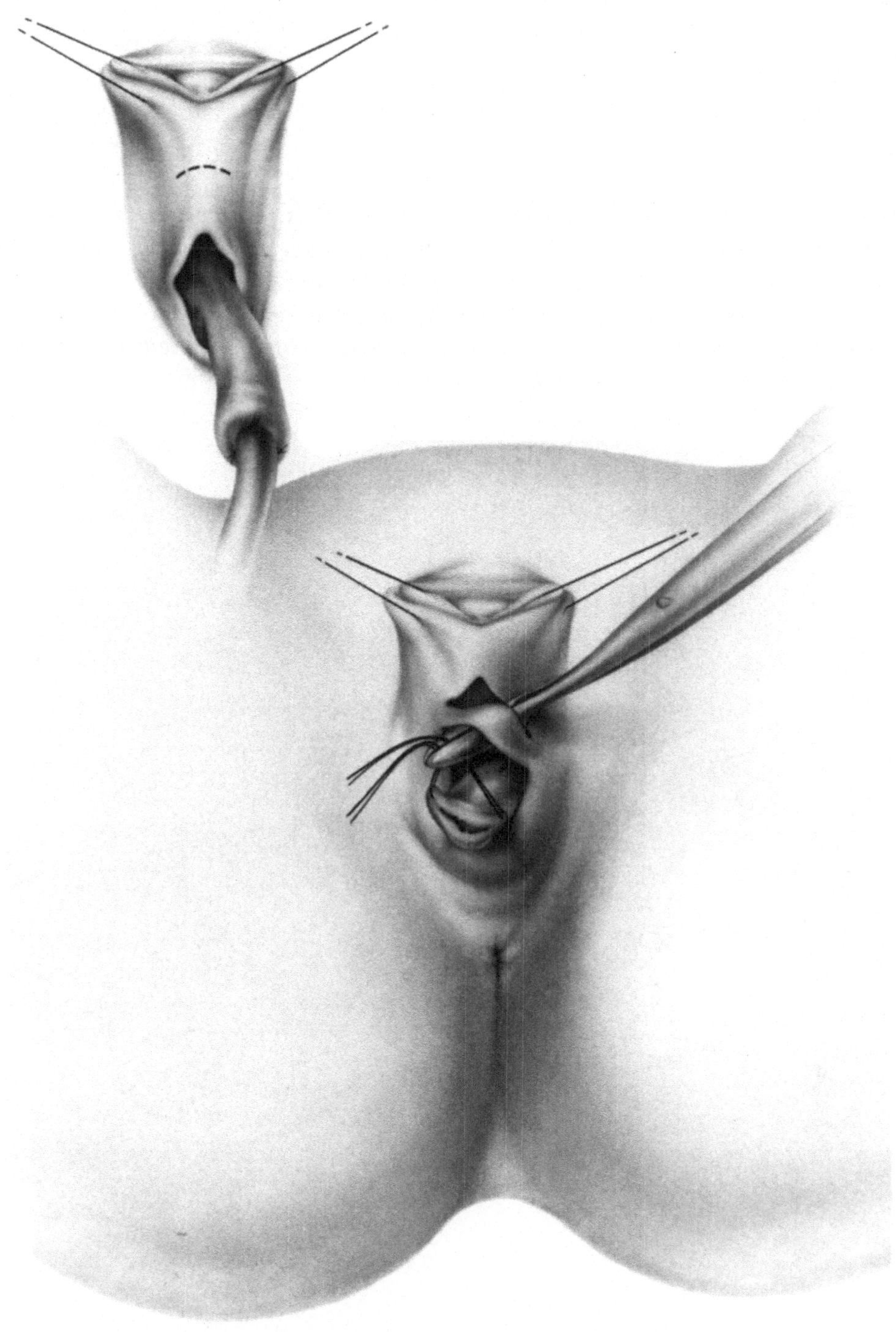

Abb. 23d. Die Inzision um den fehlmündenden Sinus urogenitalis wird dann in Längsrichtung vernäht, damit verlängert man den Damm; die Mündung des Sinus urogenitalis wird an neuer Stelle eingenäht. Nahtmaterial wiederum 6×0 Vicryl. Harnableitung durch die Zystotomie für 1 Woche. Extension beider Beine, wie in Abb. 1 dargestellt, damit der Stuhl auf keinen Fall die Wundregion verschmutzt

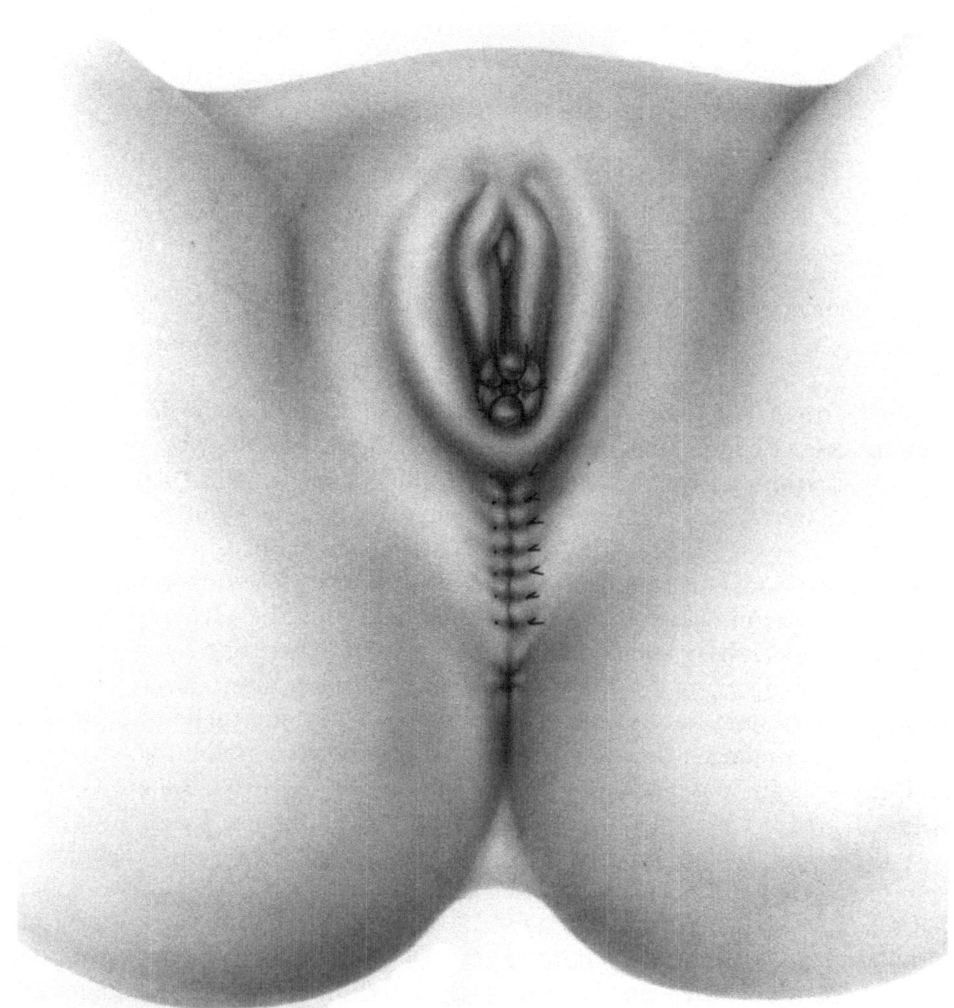

Phallusschaftaufrichtung

Beim Hermaphroditismus verus und beim Pseudohermaphroditismus masculinus oder Feminimus kann das äußere Genitale zwittrig vom rein männlichen bis zum rein weiblichen Typus gebildet sein (Tabelle 1). Beim echten Hermaphroditismus, sollte er – was in der Regel nicht vorkommt – unmittelbar nach der Geburt erkannt werden, stellt sich dann die Frage, ob das Kind als Bub oder als Mädchen aufwachsen soll. Bei Pseudohermaphroditen sowie auch beim echten Hermaphroditismus verus, bei denen die richtige Diagnose erst relativ spät gestellt wird und bei denen das Kind bisher als Bub aufwuchs und auch weiter als männliches Individuum durch das Leben gehen soll, besteht dann die Notwendigkeit, das intersexuelle äußere Genitale zum männlichen hin zu korrigieren, wenn der Fehlbildungstyp Prader I–IV entspricht. Wir sind heute in der Lage, jedes zwittrige äußere Genitale entweder zum weiblichen Aspekt oder zum männlichen Erscheinungsbild plastisch-operativ zu gestalten. Der äußere Aspekt solcher zwittrigen äußeren Genitalien entspricht vollständig dem einer Hypospadie. Entsprechend ist die operative Korrektur: In der 1. Sitzung, etwa im Alter von 18 Monaten, wird der Phallus aufgerichtet, und in einer 2. Sitzung, zwischen dem 3.–6. Lebensjahr, wird eine Harnröhrenplastik durchgeführt. Bei einem echten Hermaphroditismus verus müssen dann in jedem Fall das innere Genitale und die Gonaden exstirpiert werden, und beim Pseudohermaphroditismus femininus wird in einer späteren Sitzung dann ebenfalls das innere Genitale, also Vagina, Uterus und Ovarien, entfernt. In einer 4. Sitzung, etwa im Alter von 8–9 Jahren, werden beim Hermaphroditismus verus und beim Pseudohermaphroditismus feminismus Hodenprothesen in die Skrotalregion implantiert.

Zur Phallusschaftaufrichtung (Abb. 24) wird als erstes ein Katheter in die Blase ein- und eine Haltenaht durch die Glans angelegt. Dann wird die schmale Hautbrücke in einer Ausdehnung von 7–8 mm Breite zwischen der Glans und der Urethra-(Sinus urogenitalis!)-Mündung exstirpiert, der Schnitt um die Urethramündung herum beiderseits und etwa 1–1,5 cm dammwärts fortgeführt. Danach wird die Haut lateral mobilisiert, die Harnröhre in Ausdehnung von etwa 2–2,5 cm präpariert und mobilisiert und nunmehr die den Phallus nach kaudal fixierenden Faszienstränge exstirpiert und dabei der Phallus aufgerichtet. Die Inzision wird weiter partiell in den Präputialansatz fortgeführt und Präputium und Penisschafthaut soweit mobilisiert, daß der entstandene Defekt an der Ventralseite des Phallus einwandfrei gedeckt werden kann. Dann wird die mobilisierte Harnröhre am tiefsten Punkt der Damminzision eingenhäht und die allseits präparierte Phallusschafthaut über den Defekt wurde, nachdem vorher 1 oder 2 Z eingeschnitten wurden, um eine gerade Nahtlinie, die immer zur Längsschrumpfung neigt, zu vermeiden. Zur Sekretableitung wird in das Wundgebiet entweder eine Lasche oder eine Miniredondrainage eingelegt. Nahtmaterial 6 × 0 Vicryl.

Die Haltenaht durch die Glans wird dann mit einem Gummizügel versehen und über eine Sicherheitsnadel mit einem vorher horizontal im Bereich der unteren Thoraxapertur gelegten Pflasterzügel verbunden. Dadurch wird eine nach kranial gerichtete Streckstellung des aufgerichteten Phallusschafts erreicht. Der Phallusschaft wird mit einem leichten Sofratüll-Kompressionsverband versehen, der 4 Tage liegen bleibt.

Abb. 24a. Zur Phallusschaftaufrichtung wird eine Haltenaht durch die Glans gelegt, ein schmales Hautareal vom Meatus zum Frenulum umschnitten, die Inzision 2 mm von der Koronarfurche entfernt in das Präputium hineingeführt 1–1,5 cm weiter fortgeführt

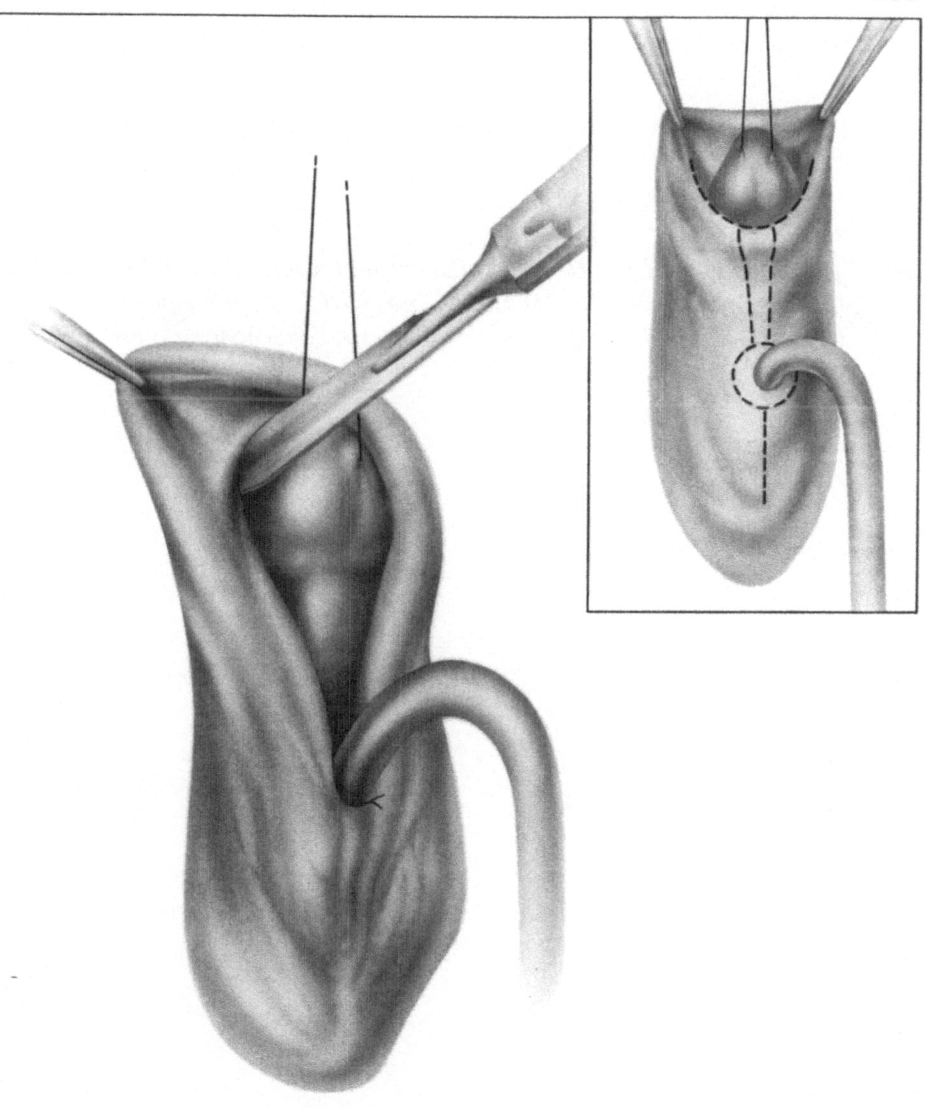

Abb. 24b. Allseits wird die Haut mobilisiert und dann der den Phallus krümmende Faszienanteil entfernt. Die Harnröhre wird 1–2 cm freipräpariert, etwa bis man die Teilungsstelle der Corpora cavernosa erkennt

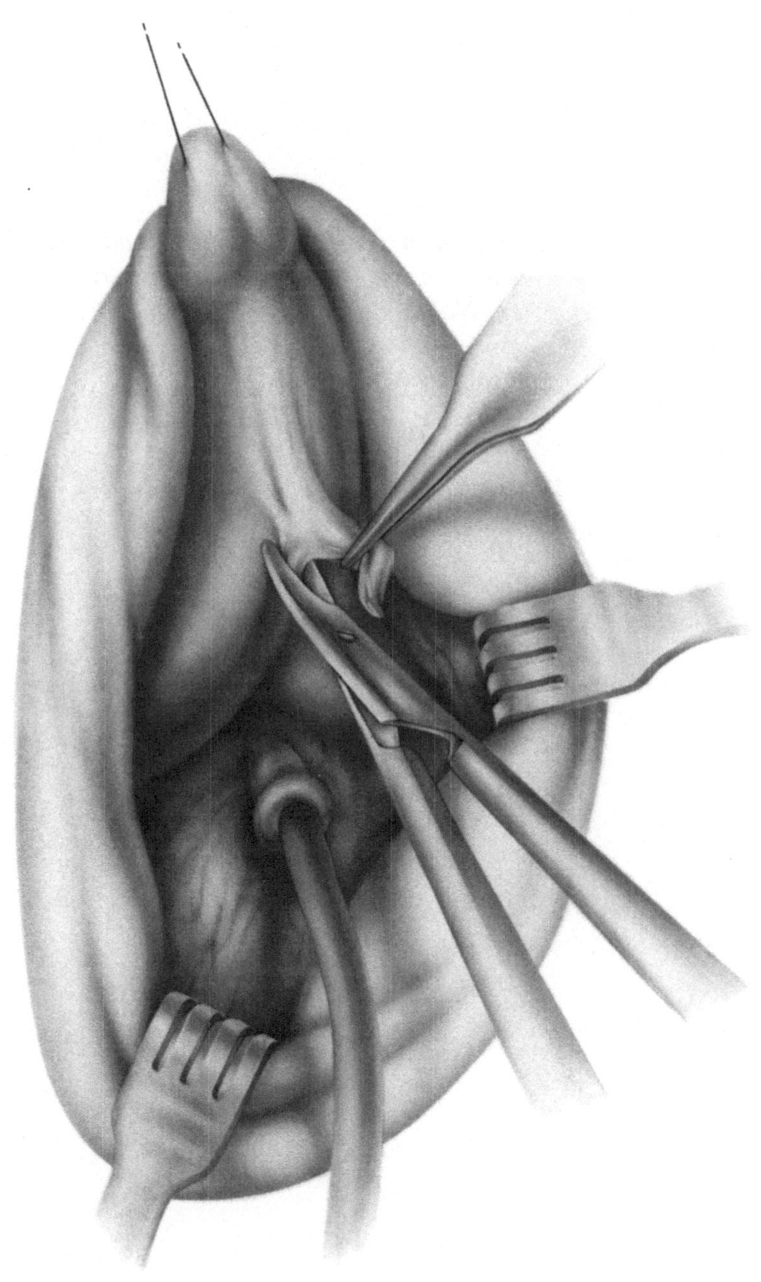

Abb. 24c. Die Haut wird dann nach sorgfältiger Blutstillung, und Einlegen einer Drainage und Einschneiden eines Z an der Basis über den Defekt verschlossen. Nahtmaterial 6 × 0 Vicryl

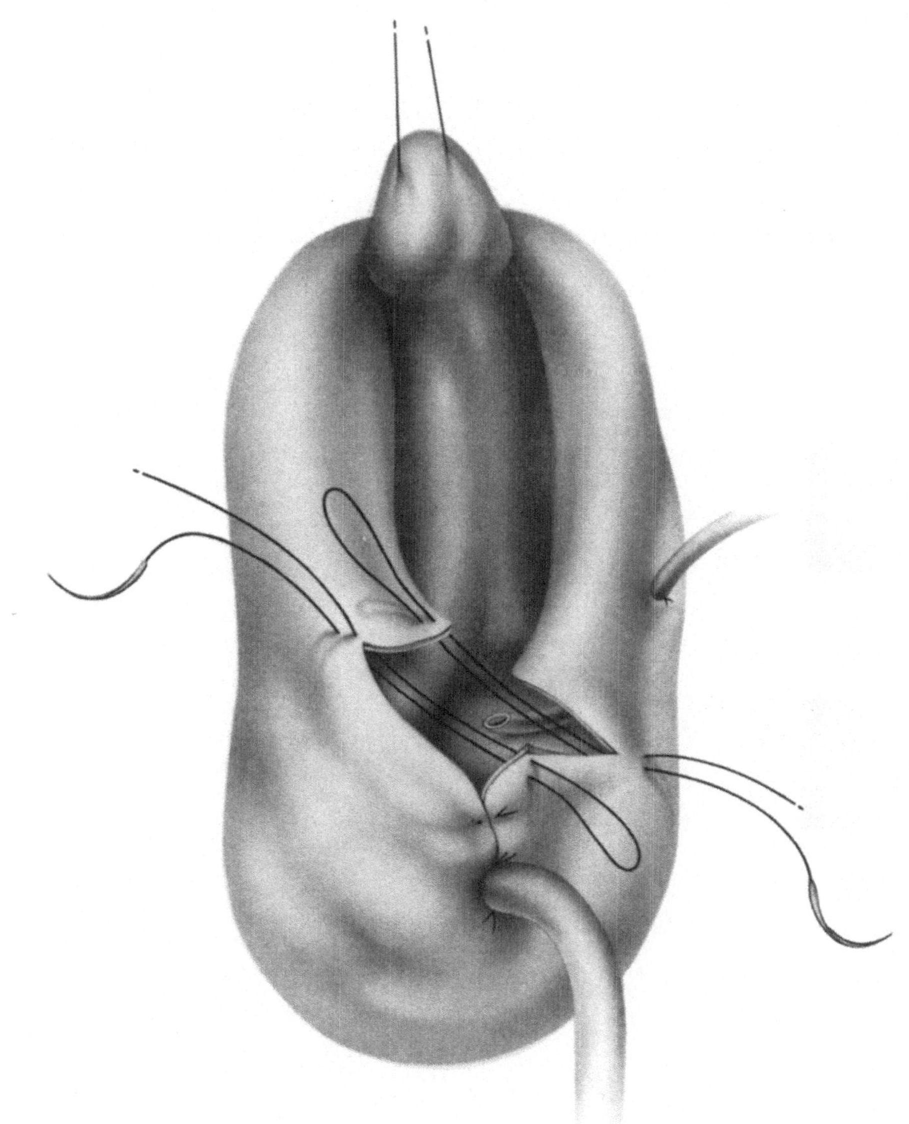

Abb. 24d. Das mobilisierte Präputium wird mit der Region des Frenulums der Glans verbunden

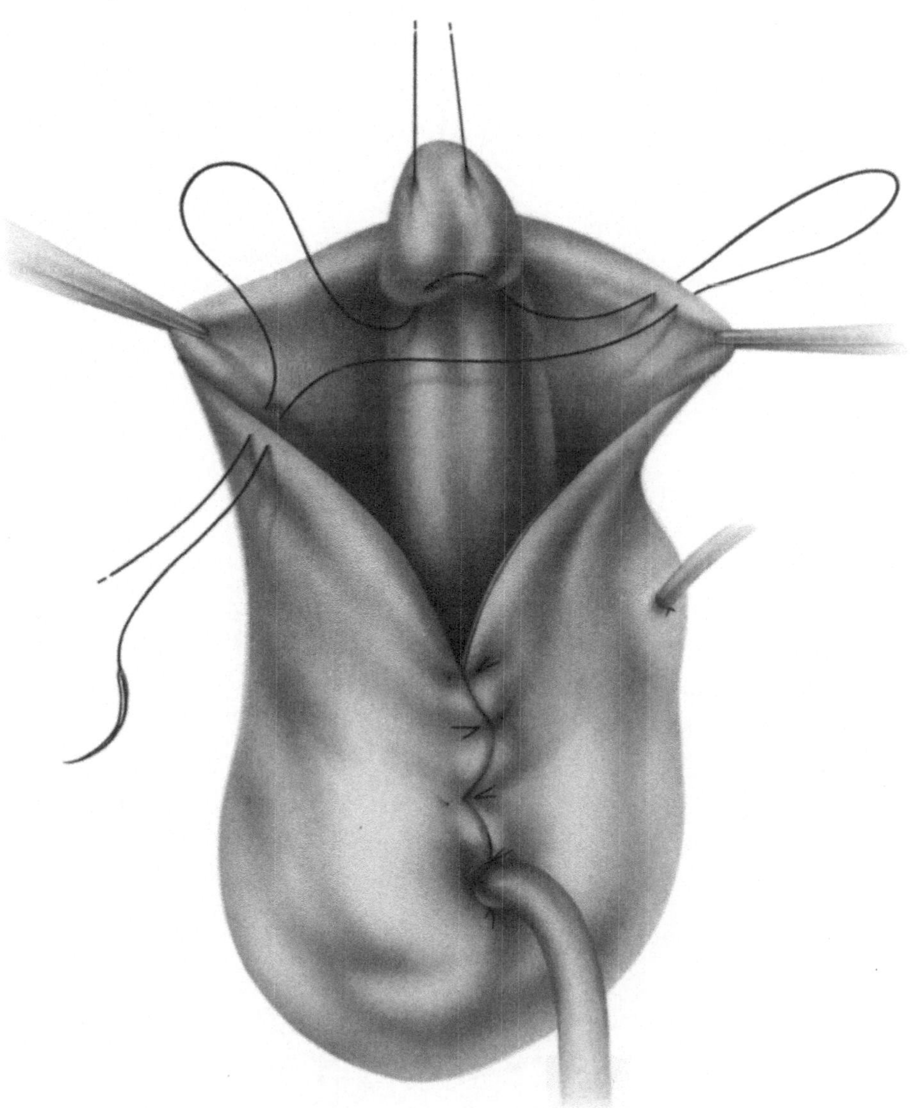

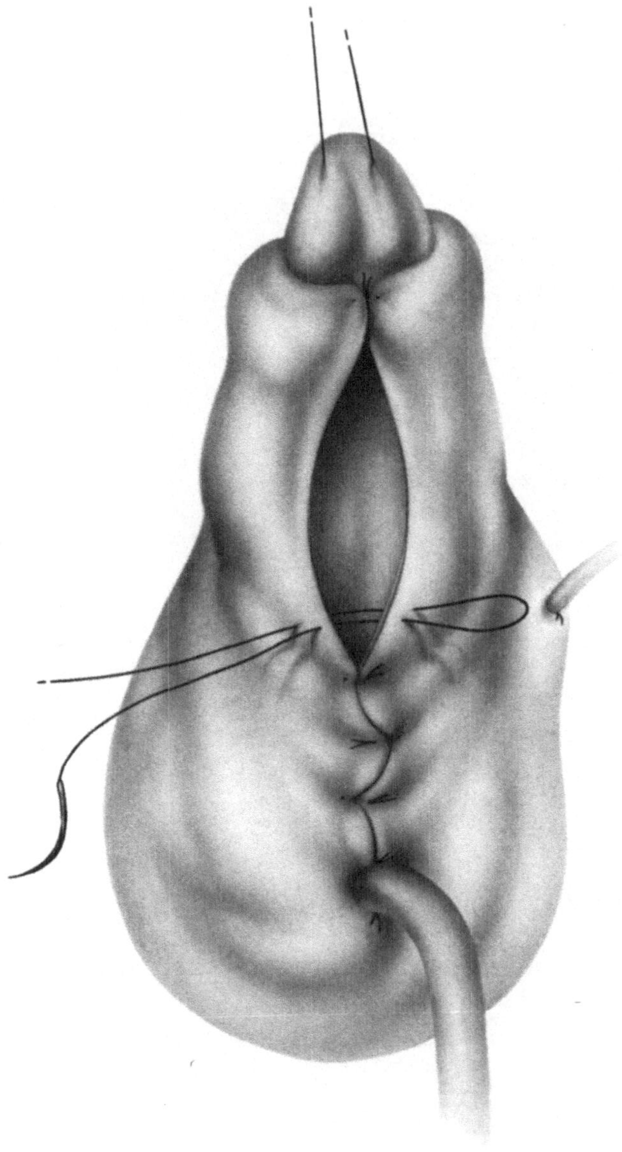

Abb. 24e. Die Nähte erfolgen in Form von U- oder Rückstichnähten, um eine einwandfreie Adaptation zu gewährleisten

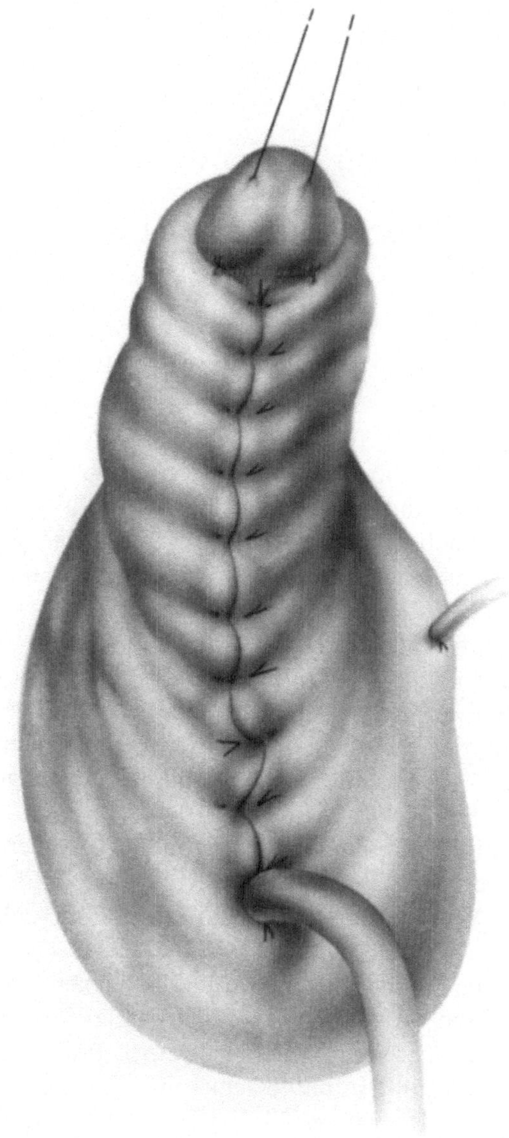

Abb. 24f. Fertige Phallusschaftaufrichtungsplastik

Harnröhrenplastik

Vor dem 6. Lebensjahr, also vor der Einschulung, sollen alle operativen Maßnahmen zur Gestaltung einer neuen Harnröhre abgeschlossen sein. Da in 10–20% der Fälle nach der primären Harnröhrenplastik mit Fistelbildungen zu rechnen ist, die manchmal 1–2, gelegentlich auch 3–4 Sitzungen benötigen, ehe endgültig alle Fisteln und Rezidivfisteln verschlossen sind, ist es sinnvoll, die Harnröhrenplastik etwa nach dem 4. Geburtstag vorzunehmen, dann hat man noch 2 Jahre Zeit für Nachkorrekturen. Es gibt sehr viele Techniken zur Bildung einer neuen Harnröhre bei Hypospadiesituationen. Für die tiefen Formen, und diese kommen hier in Frage, hat sich uns die einfache, ich möchte sagen, geniale Plastik nach Denis Browne nach wie vor am besten bewährt (Browne 1949).

Der Grundgedanke ist, einen Epithelstreifen zu versenken und darüber die Hautränder zu vernähen; vom Epithelstreifen her bildet sich dann durch Epithelisierung des Wundkanals die Neourethra. Wir gehen wie folgt vor (Abb. 25):

Als erstes wird eine Haltenaht durch die Glans gelegt. Am besten verwendet man hier eine feine Drahtnaht, sie ist am reizlosesten. Dann wird ein 8-Charrière-Thiemann-Katheter in die Blase eingeführt, die Blase aufgeführt und dann mit dem Braun-Einmalbesteck eine Blasenfistel zur Ableitung des Urins angelegt. Das Operationsfeld soll etwa 10 Tage lang absolut urintrocken sein. Dann wird der sog. Denis-Browne-Hautstreifen umschnitten und die Hautränder beiderseits lateral mobilisiert unter Einbeziehung von je $^1/_3$ Präputium rechts und links lateral des Phallusschafts. Die Inzision des Epithelstreifens wird bis in die Glansspitze beiderseits ausgeführt. Nunmehr werden nach Mobilisierung der Hautränder diese in der Mittellinie vernäht, und zwar derart, daß, nach dem Vorschlag von Fritz Rehbein (1984), beiderseits lateral 5-Charrière-Plastikschläuchlein laufen, die in Form von U-Nähten umfahren werden, um nach Knüpfen der Nähte eine breite Adaptation der Wundränder zu erreichen. Zur kurzfristigen Wundsekretableitung wird eine Lasche in das Wundgebiet eingelegt und durch separate Stichinzision lateral an der Basis des Phallusschafts herausgeleitet. Durch Verwendung der Vorhaut wird die Harnröhre bis an die Glansspitze gebildet. Nahtmaterial 6 × 0 Ethibond. Nach Fertigstellung der Naht wird der Phallusschaft mit einem leichten Sofra-Tüll-Kompressionsverband versehen. Der Penis wird, wie im Kapitel „Phallusschaftaufrichtung" dargestellt, nach kranial fixiert. Am Tag nach der Operation entfernt man die Lasche und wechselt am 4.–6.Tag den Verband. Die Fäden und die beiderseits parallel der Wunde laufenden Plastikschienchen werden am 9. Tag entfernt. Innerhalb von 24 h verschließen sich dann die Stichkanäle, so daß der Zytostomieschlauch am 10. Tag gezogen werden kann und der Patient nunmehr durch seine neue Harnröhre Wasser zu lassen vermag. Eventuell postoperativ auftretende Fistelbildungen, meist Ursache einer leichten Wundinfektion oder noch nicht verschlossener Stichkanäle, werden frühestens 6 Monate nach der Harnröhrenplastik operativ verschlossen.

Abb. 25a. Zur Bildung einer Harnröhre zwischen dem Meatus und der Glansspitze wird nach der Technik von Denis-Browne ein Epithelstreifen umschnitten, die Inzision bis in die Glansspitze sowie beiderseits lateral in der halben Zirkumferens des Präputiums verlängert

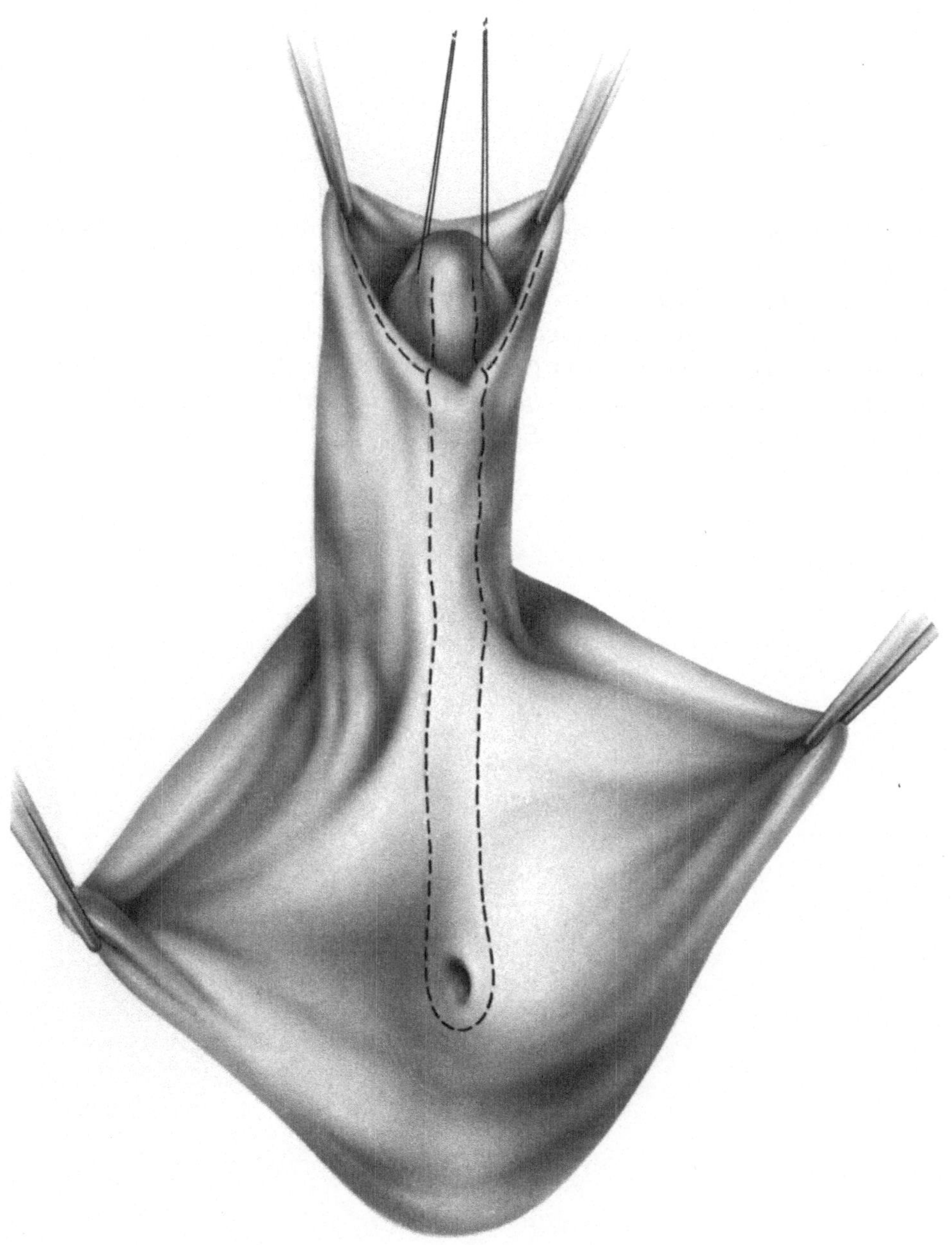

Abb. 25b. Nach allseitiger Mobilisierung der Haut wird diese über den Epithelstreifen verschlossen und das mobilisierte Präputium so vernäht, daß es den Epithelstreifen bis zur Glansspitze bedeckt. Rechts oben, um eine breite Adaptation der Wundränder zu ermöglichen, werden beiderseits der Wundränder nach dem Vorschlag von Rehbein (1984) 5-Charrière-Plastikschläuchlein gelegt, über die in U-Form die Nähte gestochen werden. Nahtmaterial 6 × 0 Ethibond

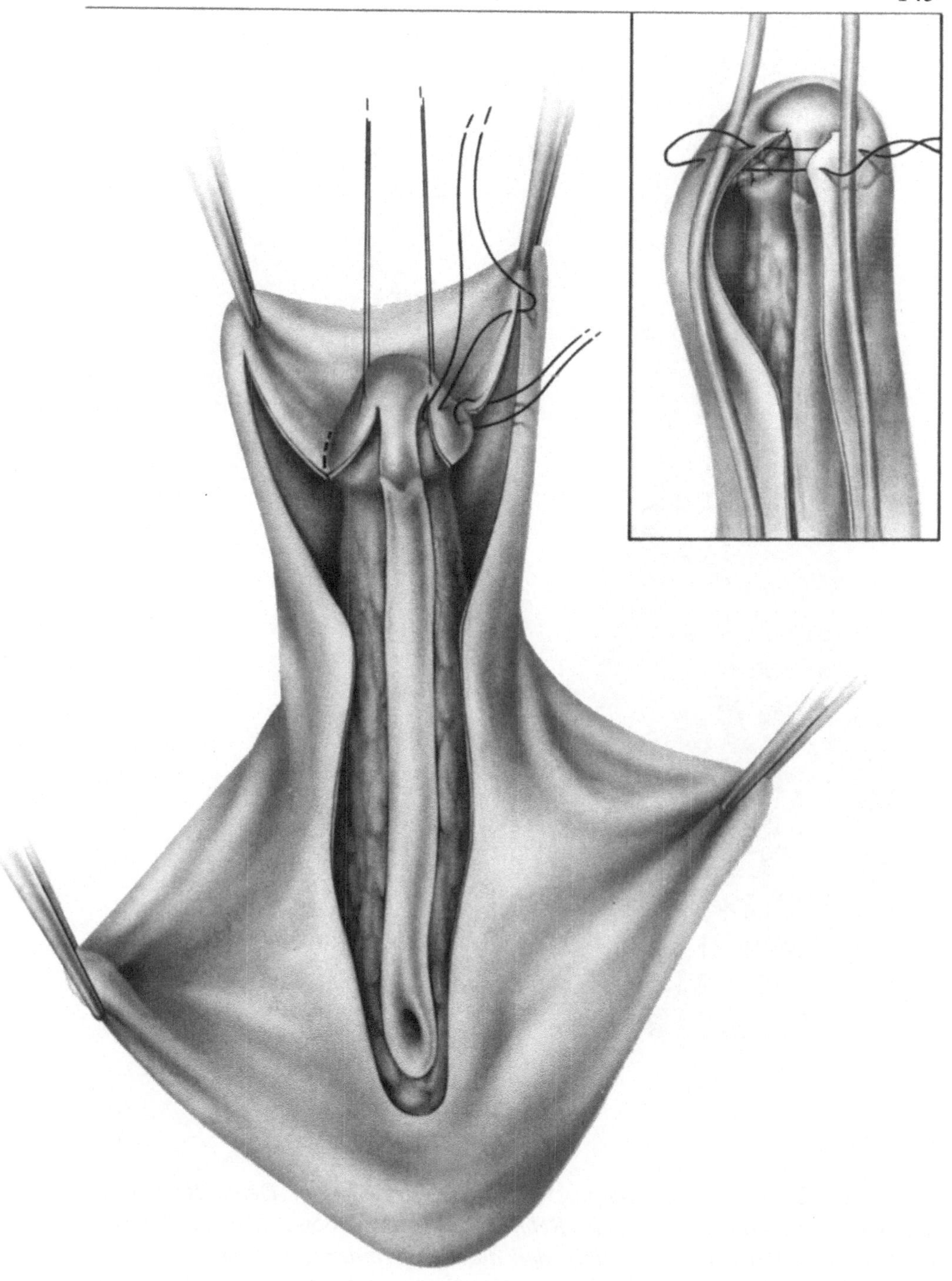

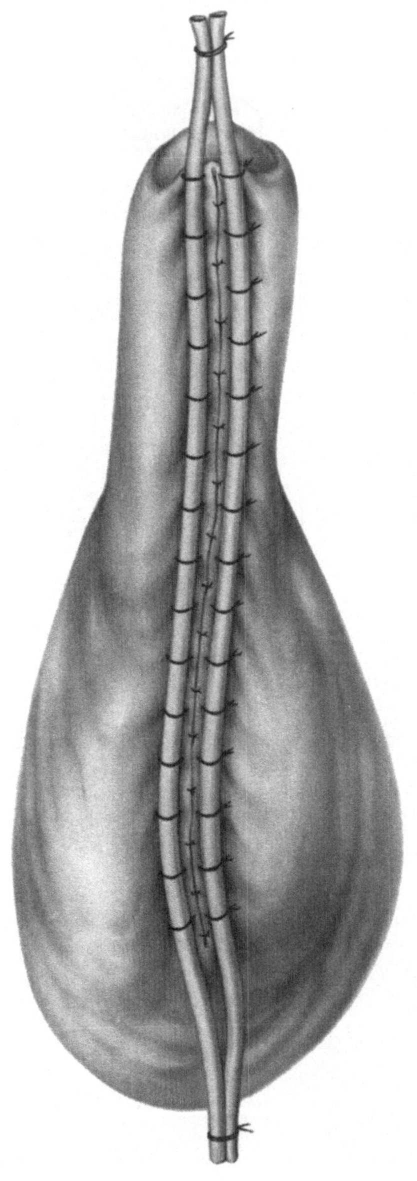

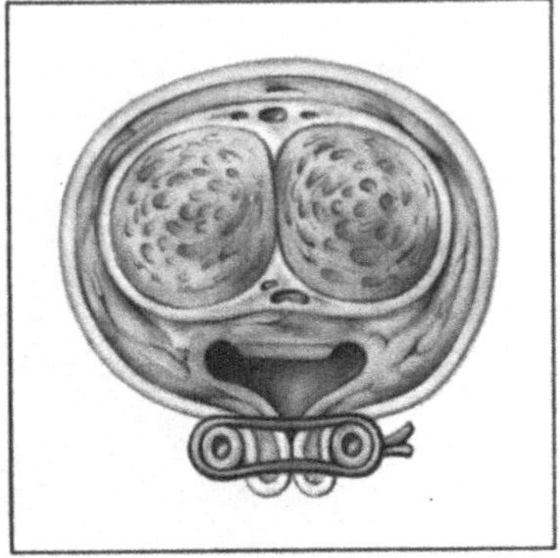

Abb. 25c. Fertige Harnröhrenplastik in der Technik von Denis Browne und der Hautnahtvereinigung nach Rehbein. Rechts oben: *Man erkennt im Zentrum den Epithelstreifen, über den die Hautränder gelegt wurden und die beiderseits der Hautränder laufenden Plastikröhrchen, die eine breite Adaptation der Wundflächen ermöglichen*

Einlegen von Hodenprothesen

Wie eingangs des Kapitels „Phallusschaftaufrichtung‘ dargelegt, ist es bei jenen Kindern mit primär intersexuellem Genitale, bei denen entweder ein Hermaphroditismus verus oder ein Pseudohermaphroditismus femininus vorliegt und die als Buben aufwachsen sollen, sinnvoll, aus psychischen Gründen Hodenprothesen einzulegen. Man kann diese Prothesen natürlich recht früh implantieren. Es hat sich aber bewährt, diese Operation erst im Alter von 8–9 Jahren vorzunehmen, wenn die Hoden mit Einsetzen der Pubertät zu wachsen beginnen und dann deutlich optisch sichtbar sind. Man kann dann Prothesen in einer Größe wählen, die definitiv verbleiben können.

Sollte aber später das Auswechseln der Prothese und Einlegen einer größeren gewünscht werden oder sich als notwendig erweisen, ist das jederzeit möglich. Die Skrotalhautfelder sind in der Regel groß genug, um Prothesen aufzunehmen. Es empfiehlt sich aber dringend, erst die eine Seite und ein Vierteljahr später die andere Seite zu operieren. Legt man bei einem hypoplastischen Skrotum, und darum handelt es sich immer, beide Prothesen auf einmal ein, kann die Spannung im Bereich der Skrotalhautplatte so groß werden, daß eine Nekrose resultiert. Operativ gehen wir wie folgt vor (Abb. 26):

Von einem horizontalen tiefen Leistenschnitt aus wird mit Schere und Präpariertupfer im Bereich des Skrotums eine entsprechende Höhle geschaffen, die groß genug sein muß, um die Prothese ohne wesentliche Spannung aufzunehmen. Dann wird mit einem Zeigefinger das Skrotum zur Inzision hin exvaginiert und die Prothese mit einem 4×0-Vicrylfaden an die Tunica dartos des in die Hautinzision ausgestülpten Skrotums angeheftet. Danach wird die Prothese gleichzeitig mit dem Zurückgleiten des exvaginierenden Fingers in die präparierte „Skrotalhöhle“ hineinbefördert. Der Eingang des Skrotums wird mit einer Tabakbeutelnaht, 3×0 Vicryl, derart verschlossen, daß die Hodenprothese auf keinen Fall nach kranial zurückgleiten kann. Danach Subkutannähte und intrakutane Hautnaht. Dieser kleine Eingriff kann in der Regel ambulant durchgeführt werden. Wundheilungsstörungen haben wir nur dann gesehen, als in früheren Zeiten versucht wurde, beide Prothesen in einer Sitzung einzulegen.

Abb. 26a. Zum Einlegen einer Hodenprothese in die Labioskrotalhautfalten wird eine Inzision von 3–4 cm Länge oberhalb des Tuberculum pubicum gelegt (rechts oben), *dann wird mit Schere, Präpariertupfer und Finger ein Lager für die Hodenprothese geschaffen, der Mittelfinger von der Wunde her weit in die Tiefe eingeführt, der Mittelfinger der anderen Hand kommt diesem Finger von außen entgegen und exvaginiert die penoskrotale Hautfalte zur Wunde heraus.*

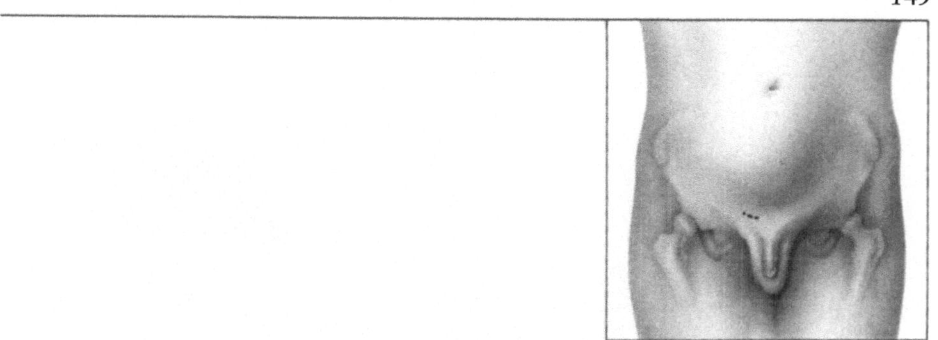

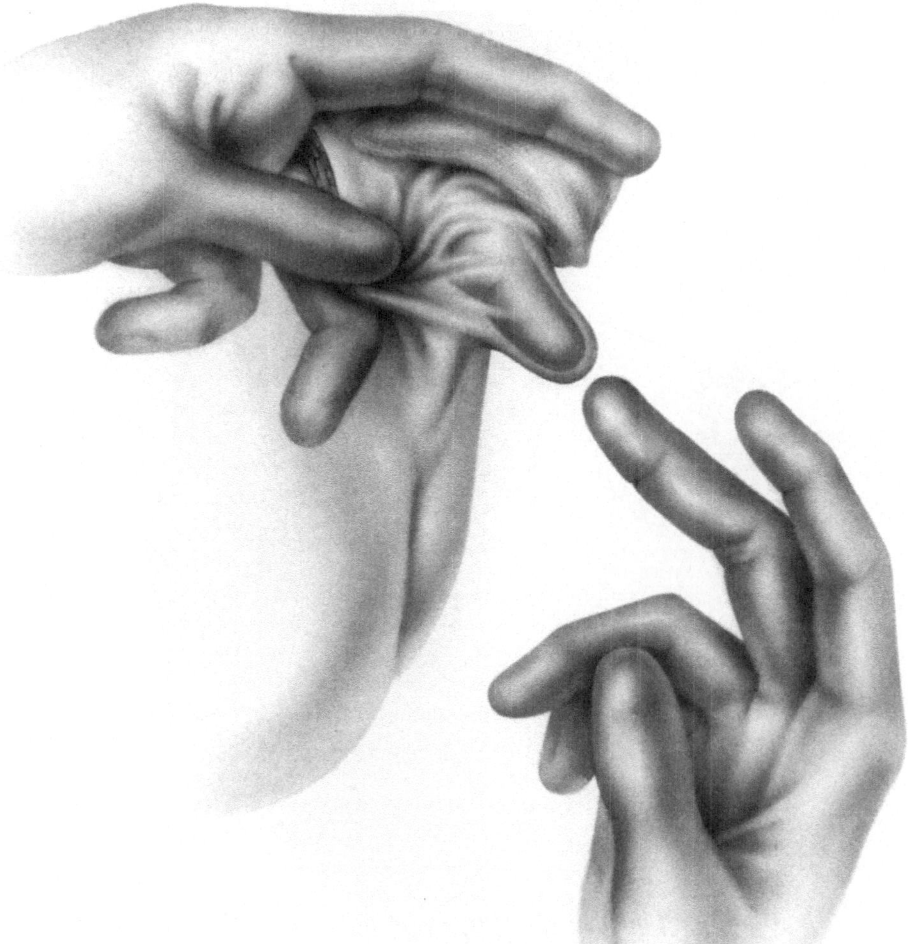

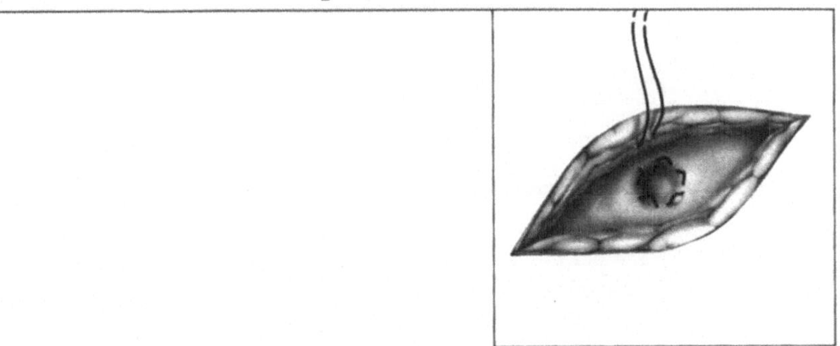

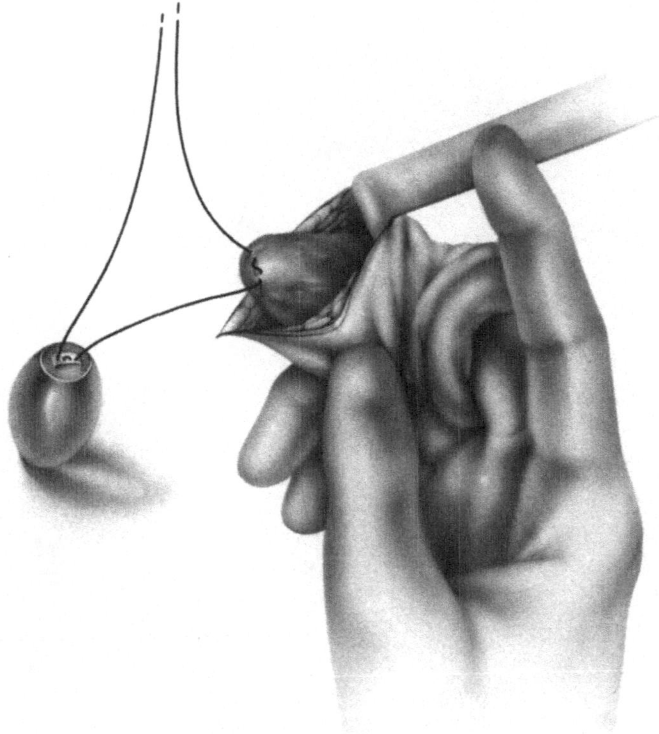

Abb. 26b. Dann wird die Hodenprothese an die Tunica dartos angeheftet (unten) *und die Prothese unter Zurückgleiten des exvaginierenden Fingers in die tiefste Skrotalregion eingeführt. Der „Skrotaleingang" wird dann mit einer Tabakbeutelnaht verschlossen* (oben), *so daß die Prothese nicht zurückschlupfen kann*

Meatotomie bei intersexuellem Genitale Prader IV nach erfolgter Vaginalplastik durch Auspflanzen der Scheide

Bei dem intersexuellen Genitale vom Typ Prader IV mit hoher Vaginaleinmündung in den Sinus ureogenitalis muß in sehr vielen Fällen eine Meatotomie durchgeführt werden, weil durch die Position des Meatus unmittelbar unter der Glans clitoris, die durch die Raffung und Versenkung unter die Symphyse in ihrer „Blickrichtung“ nach kranial gerichtet ist, es beim Wasserlassen zu einem ebenfalls nach kranial gerichteten Harnstrahls kommt. Diese Patienten haben große Mühen, ohne Verschmutzen der Wäsche in der üblichen Sitzstellung zu urinieren. Aus diesem Grund ist eine Meatotomie notwendig, damit der Harnstrahl wie gewünscht nach vorne unten gerichtet wird. Bei dieser Operation (Abb. 27) führen wir eine Rillensonde in die Harnröhre ein und indizieren mit dem Skalpell über der Rillensonde soweit dammwärts, wie es gewünscht wird. Dann wird mit 6 oder 7 × 0-Vicrylnähten das Epithel der Harnröhre mit dem Epithel der Haut verbunden. Für 24 h legen wir einen Blasenkatheter ein.

Abb. 27a–c. Zur Meatotomie nach der Klitorisverlagerung bei Fehlbildungen des Typs Prader IV wird eine Rillensonde in die Harnröhre eingeführt und der ventrale Harnröhrenanteil mit einem Skalpell soweit inzidiert, daß erwartet werden kann, daß beim Wasserlassen der Strahl nicht mehr nach kranial, sondern beim Sitz auf der Toilette nach unten vorne erfolgt (a). Es wird dann mit Rückstichnähten die Haut mit dem Harnröhrenepithel verbunden und ein Katheter in die Blase eingeführt (b, c)

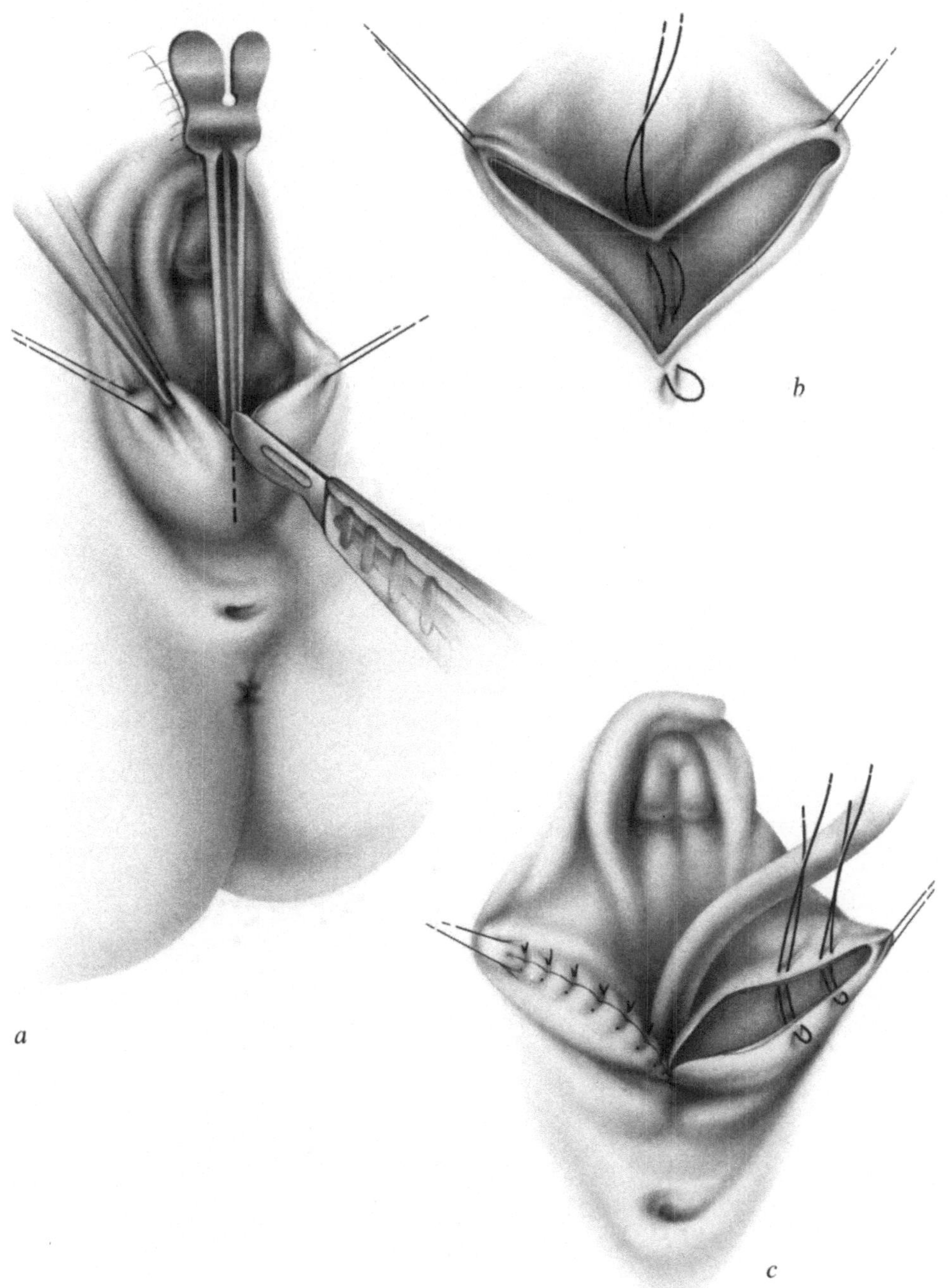
a
b
c

Allgemeine Schlußbetrachtungen

Die Operation ist nur ein Teil der Gesamtbehandlung von Patienten mit intersexuellem oder fehlgebildetem weiblichem Genitale. Die Führung des Patienten und seiner Eltern, die regelmäßige Kontrolle, daß die neugeschaffenen anatomischen Verhältnisse auch einwandfrei mitwachsen, und evtl. deren rechtzeitige Nachkorrektur sind ohne Frage von gleicher Bedeutung. Da ein Großteil der Patienten nicht nur anatomisch, sondern auch endokrinologisch fehlentwickelt ist, gehört die lebenslange endokrinologische Überwachung und Behandlung mit in das Gesamttherapiekonzept.

Es hat sich bewährt, daß die Betreuung in den Händen von 4 fachkundigen – dem Kinderchirurgen, dem Kinderendokrinologen, dem Kinderpsychologen und selbstverständlich dem niedergelassenen Kinderarzt – liegt. Bei uns im Dr.-von-Hauner-Kinderspital hat es sich ferner bewährt, daß jeder Patient nur ein einziges Krankenblatt besitzt und daß jeder der Spezialisten nach den Kontrollen und Untersuchungen in seiner Spezialsprechstunde seine Eintragungen in dieses Krankenblatt macht, welches dann alle anderen betreuenden Kollegen zu Gesicht bekommen. Bei jeder sich abzeichnenden Operation findet immer ein Konzil zwischen Kinderchirurgen, pädiatrischem Endokrinologen und Kinderarzt, ggf. auch mit dem Kinderpsychologen statt. In regelmäßigen Abständen werden allgemeine Eltern- und Patientensprechstunden abgehalten, in denen neben erklärenden und erläuternden Vorträgen die Eltern und auch die älteren Patienten Fragen stellen, ihre Probleme, insoweit sie allgemeiner Natur sind, vortragen können und alles dann nicht nur mit den Ärzten und Psychologen, sondern auch mit Eltern anderer Patienten und untereinander diskutiert werden kann.

Literatur

Ansell JS, Rajfer J (1981) Hypertrophied clitoris. J Pediatr Surg 16:681

Bolkenius M, Daum R (1977) Verbesserte Methode zur operativ-plastischen Korrektur der Klitoris beim Pseudohermaphroditus femininus. Z Kinderchir 20:71

Browne D (1949) Operation von Hypospadias. Proc R Soc Med 42:466

Cali RW, Pratt JH (1968) Congenital absence of the vagina. Am J Obstet Gynecol 100:752

Counseller VS (1948) Congenital absence of the vagina. JAMA 136:861

Engert J (1983) Eine „Physiologische" Korrektur der virilisierten weiblichen Genitale beim AGS. Chir Prax 31:517

Flach A (1977) Die plastische Korrektur des äußeren weiblichen Genitale im Kindesalter. Z Kinderchir 21:169

Hecker WC (1972) Operative Korrektur bei Differenzierungsstörungen des Sinus Urogenitalis mit Klitorishypertrophie. Chirurg 43:90

Hecker WC (1978) Chirurgische Eingriffe am kindlichen weiblichen Genitale. Fortschr Med 96:604

Hecker WC (1982a) Möglichkeiten der operativen Korrektur des intersexuellen Genitale. In: Hellbrügge T (Hrsg) Die Entwicklung der kindlichen Sexualität. Urban & Schwarzenberg, München Wien Baltimore

Hecker WC (1982b) Zum Zeitpunkt und zur Technik der operativen Korrektur des kindlichen intersexuellen Genitale einschließlich dem Vorgehen bei partieller Vaginalaplasie. Z Kinderchir 37:93

Hecker WC (1982c) Rekonstruktion und Konstruktion eines schlußfähigen Anus naturalis bei fehlgebildeten Kindern. Chirurg 53:616

Hecker WC (1984) Operative correction of intersexual genitalis in children. Prog Pediatr Surg 17:21

Hecker WC, Holschneider AM (1983) Sacro-perineo-abdominelles Vorgehen bei hoher Anal- und Rektumatresie. In: Hofmann-v. Kapp-her, S. (ed) Ano-rektale Fehlbildungen. Fischer, Stuttgart New York

Hemminger H (1982) Verhaltensbiologische Grundlagen der kindlichen Sexualentwicklung. In: Hellbrügge T (Hrsg) Die Entwicklung der kindlichen Sexualität. Urban & Schwarzenberg, München Wien Baltimore

Hendren WH (1980) Urogenital sinus and anorectal malformation. J Pediatr Surg 15:628

Hendren WH (1983) Further experience in reconstructive surgery for cloacal anomalies. J Pediatr Surg 17:695
Hendren H, Crawford JD (1969) Adrenogenital Syndrome. J Pediatr Surg 4:49
Hendren WH, Donalire PK (1980) Correction of congenital abnormalities of the vagina and perineum. J Pediatr Surg 15:751
Hienz HA (1969) Intersexuelle Störungen der Geschlechtsentwicklung. Fortschr Med 87:484
Kirschner M, Wagner GA (1930) Ein neues Verfahren der künstlichen Scheidenbildung. Zentralbl Gynäkol 54:2690
Marberger M, Marberger H, Stockamp K, Straub E (1975) Die Korrektur des intersexuellen Genitale in die weibliche Richtung. Aktuel Urol 6:99
McIndoe AH, Banister JB (1938) An operation for the cure of congenital absence of the vagina. J Obstet Gynaecol Br Commonw 45:490
Prader A (1954) Der Genitalbefund bei Pseudohermaphroditus femininus. Helv Paediatr Acta 9:231
Rehbein F (1984) Androgynie. (Vortrag auf dem Kinderchirurgischen Symposion am 25.02.1984 in Hamburg)
Stefan H (1966) Chirurgische Behandlung des äußeren weiblichen Genitale beim weiblichen Pseudohermaphroditus. Z Kinderchir 3:249
Wharton LR (1938) A simple method of constructing a vagina. Ann Surg 107:842